Roberto Giardina
Keine Angst vor Rothaarigen

Roberto Giardina

Keine Angst vor Rothaarigen

Aus dem Italienischen
von Ulrich Keyl

Argon

Quellennachweis:
Andersch, Alfred: Die Rote. Diogenes, Zürich 1972.

Baudelaire, Charles: Die Blumen des Bösen/Les fleurs du Mal. Vollständige zweisprachige Ausgabe. Ü. und Kommentar von Friedhelm Kemp. dtv, München 1986.

Capote, Truman: Erhörte Gebete. Der unvollendete Roman. Ü: Günter Panske. Rowohlt, Reinbek 1989.

Proust, Marcel: Auf der Suche nach der verlorenen Zeit. (Bde. 2 & 3) Ü: Eva Rechel-Mertens, Suhrkamp, Frankfurt/Main 1993.

Bildnachweis:
Archiv für Kunst und Geschichte, Berlin Tafel I, II, III, IV, VI
Cinetext, Frankfurt, Tafel V, VIII.

Titel der Originalausgabe: In difesa delle donne rosse

Aus dem Italienischen von Ulrich Keyl
Umschlaggestaltung: Barbara Hanke, Berlin
Satz: LVD GmbH, Berlin
Druck und Bindung: Clausen & Bosse, Leck

ISBN 3-87024-798-3

Inhalt

Vorwort

Rothaarige Frauen, unwiderstehliche Töchter des Teufels oder eiskalte Engel, Hexen und Feen, katzenartige, zarte, anbetungswürdige Geschöpfe und sterbliche Weibsbilder, besungen von den Troubadouren und von den Männern gefürchtet. Von einigen Männern. Die Rothaarigen liebt man entweder, oder man lehnt sie ab, mit Abscheu und Angst. Einen Mittelweg gibt es nicht. Seit Urzeiten bringen sie Versuchung und Angst. Rot sind die Haare von Lilith, der Frau, die vor Eva kam, rot der Haarschopf Vivianes, die den Zauberer Merlin überwand. Und rothaarig waren viele, zu viele der Frauen, die als Hexen verbrannt wurden.

Rothaarig war Königin Elisabeth I., die ihre Liebhaber aufhängen ließ, und rothaarig waren Eleonore von Aquitanien, die göttliche Sarah Bernhardt und Alma Mahler, die von allen Genies dieses Jahrhunderts geliebt wurde. Die Maler nehmen sie als Modelle für schlimme Personen, von Männer-Mörderinnen wie Dalila oder Salome. In den Romanen sind die ›bösen‹ Frauen rothaarig, und in den Filmen gibt man den rotblonden Schauspielerinnen die undankbaren Rollen oder zwingt sie dazu, sich die Haare zu färben. Die Rothaarigen sind das Symbol alles Negativen, das man im ewig Weiblichen finden kann.

Über sie, die von Sprichwörtern und sogar von medizinischen Handbüchern der jüngeren Vergangenheit in Verruf gebracht wurden, sprechen, noch vor den Männern, die anderen Frauen schlecht, die blonden und brünetten. Sie haben, um es mit einer Redewendung zu sagen, keine gute Presse. Die Rothaarigen gefallen nur wenigen, aber diese wenigen hegen für sie eine wahrhaft exklusive Leidenschaft. Sie beten sie an, scheinen wie verhext, umgarnt und bereit, sich kaputtmachen zu lassen, nur um sie nicht zu verlieren.

Bevor ich also die rothaarigen Frauen verteidige, muß ich daher erst einmal mich selbst verteidigen. Ich gehöre nicht zu der Kategorie der Ausschließlichkeitsapostel mit dem unverletzlichen Prinzip entweder eine Rote oder gar keine. Jede Manie birgt die Nuance einer Neurose in sich, die dem Wunschobjekt etwas von seinem Wert nimmt. Erst als Vierzigjähriger entdeckte ich durch Zufall, daß zwei Drittel oder vielleicht mehr Frauen meines Lebens – ein häßlicher, aber unvermeidlicher Ausdruck – rote Haare hatten, von der ersten Liebe in Grundschulzeiten in Sizilien an, wo eine Rothaarige gewiß eine Seltenheit war.

Wäre ich ein manischer Sammler rotblonder Locken gewesen, hätte meine jetzige Verteidigung überhaupt keine Bedeutung. Ich wäre lediglich ein interessiertes Opfer. Meine Ahnungslosigkeit ließ diese Entdeckung hingegen zu einer Beunruhigung werden. Warum nur so viele Rothaarige? Die erste, von Eitelkeit eingegebene Erklärung war, daß ich eher den Rothaarigen gefiel als umgekehrt.

Mit einer Rothaarigen zusammen zu sein ist kein geringes Unterfangen, und ich habe den Verdacht, daß sie es sind, die eine Art Auswahl aus der Spezies vornehmen, indem sie nur einen wählen, der es an ihrer Seite aushalten kann, und jeden meiden, der seine Zerstörung riskieren würde. Sie mögen hart sein, aber nicht hinterhältig, wie ich auf diesen Seiten zu zeigen versuche, und Böses tun sie ausgesprochen ungern.

Die rothaarigen Frauen waren, mehr noch als Männer mit rötlichem Haar, jahrhundertelang der Verfolgung ausgesetzt. Das Feuerrot der Haare, das die Sünde und die Hölle heraufbeschwört, hebt gleichzeitig die Verführungskraft der Frau hervor, während es bei den Männern, von seltenen Fällen abgesehen, die Männlichkeit zu beeinträchtigen scheint.

Die Faszination rothaariger Frauen besteht in der Zerbrechlichkeit und einer unerwarteten und unerklärlichen Kraft. Ihre Haut verträgt keine Sonne, aber dennoch wagen sie es, die Männer herauszufordern und, wo möglich, zu schlagen.

Sie ergreifen die Initiative, sie geben nicht vor, sich zu unterwerfen; sie zu lieben bedeutet, sich einer immerwährenden Herausforderung zu stellen, einem zermürbenden Wettbewerb. Qualitäten oder Fehler, die traditionsgemäß der Welt der Männer zugeordnet werden, verbergen sie nicht. Dies stört, beunruhigt, und doch fesselt es und schafft Verwirrung. Es ist schwierig, sich von dem zu befreien, was man nicht versteht.

Die Reaktion auf ihre Faszination oder, wenn man will, auf ihr jedenfalls ungewöhnliches, andersartiges Dasein kann heftig und unkontrolliert sein. Jahrhunderte hindurch hat man die Frauen für die Vertreibung aus dem irdischen Paradies verantwortlich gemacht, und sie büßen ›die Schuld‹ mit Unterwürfigkeit. Frauen, die nicht nachgeben, sind noch verdächtiger. Sie ziehen jedwede Anschuldigung auf sich, sie verdienen jedwede Strafe.

Aber ist nicht eine Verteidigung der rothaarigen Frauen als solcher ihrerseits ein Beweis für Rassismus? Im Grunde sind die Rothaarigen weder eine eigene Rasse noch eine genau definierte Gruppe. Auch in ihrem Äußeren sind sie ganz verschieden. Da gibt es die Rothaarige aus dem keltischen Märchen mit ganz weißer, beinahe durchsichtiger Haut, scharlachroten, scheinbar bluttriefenden Lippen und abgrundtiefgrünen Augen. Sie hat feuerrote Haare und lange Gliedmaßen, einen hoch ansetzenden Busen, wenig ausgeprägte Hüften. Und es gibt die Rothaarigen aus Mitteleuropa, die mit dichteren Lokken kräftigerer Farbe, die über dem ein wenig stupsnasigen, gesunden Bauerngesicht auffällt, mit mächtigen Hüften und großem Busen. Sie kommen aus den riesigen Räumen zwischen Europa und Asien, und ihr Blick enthüllt die Kriege und Gemetzel, Fluchten und Vertreibungen und die absolute Überzeugung, daß sie, wie auch immer, überleben werden. Und die irische Rothaarige mit den metallisch getönten Haaren, wie gegossenes Kupfer, immer bereit, sich für einen Mann zu schlagen oder siegessicher gegen einen zu kämpfen, und die Rote mit dunklem, unversehens schimmerndem Haar sowie die Rote mit altgoldfarbenem, in dem zwischen dem Blond herbstliche Flammen verräterisch züngeln. Der einigende Charakter der Rothaarigen ist der Widerspruch. Kaum daß man glaubt, sie verstanden zu haben, verändern sie sich schon wieder. Ihre Faszination ist die Zweideutigkeit.

Es ist schwierig, eine Angeklagte zu verteidigen, die die Vorstellung, es gebe ein Gericht und einen Richter, zurückweist. Und dieses Buch ist keine wissenschaftliche Beweisführung, sondern ein Plädoyer. Es will nichts beweisen, sondern überzeugen. Um der Wahrheit willen gebe ich zu, daß ich beim Studium der Rothaarigen mitunter Zweifel hatte. Die Vielzahl von Übereinstimmungen und Verdachtsmomenten, das Entdecken von Spuren, die sich immer in denselben Fragezeichen verloren, haben in mir eine Versuchung geweckt, die sich nicht leicht ersticken läßt. Und wenn sie doch ein Geheimnis verbergen sollten? Um jeden Preis einen Freispruch zu verlangen bedeutet vielleicht, ihnen einen Teil ihrer Faszination zu nehmen. Wenn man die Zweideutigkeit liebt, kann man auf Zweifel nicht verzichten.

Rothaarige sind anders

Leonardo Sciascia widmet in der Essaysammlung *Nero su nero* einige Seiten dem »Problem der Rothaarigen« und führt ein sizilianisches Sprichwort an: »Omu Signaliatu, guardatinni«, nimm dich in acht vor einem Menschen, der von einem Fehler der Natur gezeichnet ist. »Das heißt, man glaubt«, erklärt der Autor, »daß die Natur ihre Stigmata verteilt, um die Guten von den Bösen zu unterscheiden, so wie einst die Gerichte die Delinquenten zu einem Brandmal auf der Stirn, zum Abhacken der Hand oder zum Abschneiden von Ohren und Nase verurteilten. Nur daß die Bösartigkeit der von einem Fehler der Natur Gezeichneten potentiell und nicht aktuell ist; und ob und wann sie aktuell in Erscheinung tritt, kann man gleichsam prüfen und bestätigen. Aber rote Haare sind kein Fehler; und demnach muß man die Abneigung, deren Objekt sie sind, als eine Art rassistischen Aberglauben der Mittelmeervölker ansehen, die freilich niemals zu Formen eines bewußten, theoretisierten, ›wissenschaftlichen‹ Rassismus gelangt sind.«

Für seine Behauptungen geht Sciascia von der Analyse von Jules Renards erklärterweise biographischem Roman *Fuchs* aus; Renard war der Sohn eines Unternehmers, der mit dem Bau der Eisenbahn zwischen Chapelle und Caën beschäftigt war, seine Mutter, Anne-Rose Colin, war Geschäftsfrau. »Als drittes, seinem Bruder Maurice und seiner Schwester Amélie gegenüber benachteiligtes Kind«, schreibt Metallo Vené in seinem Kommentar zur italienischen Ausgabe, »hatte Jules unter anderem etwas Charakteristisches, das den verdrehten Verstand der Mutter negativ überraschte: einen brennend roten Haarwuchs, in dessen Farbe Madame Renard Perversion und Bösartigkeit sah und der ihm den Spitznamen ›Poil de carotte‹, Möhrenschopf, einbrachte.«

»Er hieß so, weil er rote Haare hatte: Und er hatte sie, weil er ein heimtückischer, böser Junge war, der ein Ausbund von einem Schurken zu werden versprach …«, kommentierte Sciascia. »Er hatte rote Haare, weil er böse war; er war nicht böse, aber böse geworden wegen der roten Haare, also, weil er als gezeichnet, als gebrandmarkt galt und folglich auf Distanz gehalten und ausgeschlossen wurde von den Dunkelhaarigen, unter denen er nun einmal geboren war und lebte und die einem bei ihnen selten auftretenden genetischen Zufall den Charakter von Gegenwart und Enthüllung des Bösen zumaßen. Was etwa derselben Art entspricht, wie man, laut Shaw, über die Neger redet: Man zwingt sie, Schuhputzer zu werden, und zeigt dann ihre Minderwertigkeit an der Tatsache auf, daß sie zu nichts anderem als zu Schuhputzern taugen. Man verspottet einen Jungen und behandelt ihn schlecht, weil er rote Haare hat; und wenn der Junge genügend Groll anstaut, verzagt und böse wird und sich rächt, wie er nur kann – bitte schön, da haben wir den Beweis, daß die Rothaarigen immer und von Natur aus böse sind.«

Sciascia befindet sich im Irrtum, wenn er glaubt, daß das Vorurteil gegen die Rothaarigen auf die Mittelmeervölker beschränkt sei. In ganz Mitteleuropa finden sich Beispiele von Rassismus gegenüber den »Haaren des Teufels«, der mit großer Wahrscheinlichkeit auf einen verbreiteten Antisemitismus zurückzuführen ist: Viele Juden Zentraleuropas haben rote Haare. Doch auch in Ländern, in denen rotes Haar gang und gäbe ist wie auf den Britischen Inseln, entdeckt man Vorurteile: In Cornwall geben die Bauern den Rat, Butter nicht von Mädchen mit rötlichen Haaren machen zu lassen, »weil sie sie verderben würden«. Sogar in Irland, der Heimat der rothaarigen Frauen, erinnert ein Sprichwort daran, daß, falls in der Neujahrsnacht ein Mädchen mit feuerrotem Haar als erste ein Haus betritt, die Bewohner ein Unglücksjahr erwartet.

Auch die Bretagne, vor deren Kulisse die unglückliche Kindheit des »Poil de Carotte« spielt, kann gewiß nicht als romanisches Land angesehen werden. Und Palermo und der westliche Teil Siziliens können, um der Wahrheit die Ehre zu geben, dank der Mischung der Rassen und dem Beitrag der Normannen eine hübsche Zahl von Rothaarigen vorweisen. Sciascia macht keinen Unterschied zwischen den Geschlechtern, aber die Feindseligkeit, der sich ein rothaariges Mädchen gegenübersieht, ist ganz anders als die, welche ein Junge erfährt. Dieser wird vielleicht ausgelacht, doch endet die Verfolgung gewöhnlich an diesem Punkt. Falls er sich physisch durchsetzen kann, wird man ihn in Frieden lassen. Mehr noch, rote Haare zu haben kann für einen Jungen manchen Vorteil bringen. Wie viele rothaarige oder blonde Fußballspieler verdanken ihr Glück der Tatsache, daß sie von den Zuschauern und Journalisten sofort identifiziert werden und diese ihren Aktionen auf dem Spielfeld besser folgen können!

Für die Mädchen schafft die Andersartigkeit (nicht der körperliche Fehler) eine zweideutigere und gefährlichere Situation: Das Anderssein übt Faszination aus. Sie sind anziehend, gerade weil sie verschieden, ungewöhnlich, nicht zu verstehen und geheimnisvoll sind. Die Männer fühlen sich angezogen oder zurückgestoßen, was dasselbe ist: In jedem Fall bleiben sie nicht gleichgültig. Wenn sie der Faszination des Andersseins erliegen, spüren sie etwas, was sie nicht verstehen können.

Die anderen Mädchen, brünette oder blonde, reagieren immer mit tiefer, entschiedener und instinktiver Abneigung: Sie wissen nicht, wie sie gegen eine Rothaarige kämpfen sollen. Sie ist keine von ihnen.

Es wäre zu leicht, den besonderen Charme der Rotblonden einer besonderen Perversion zuzuschreiben, womöglich einem Pakt mit der Kraft des Bösen. Wie Sciascia sagt, entspricht die körperliche Andersartigkeit einer moralischen, und wer anders ist, ist außerhalb der Norm, also böse. Was soll man tun, wenn es gerade diese Andersartigkeit ist, die die anderen verführt? Oder sind wir böse wie die Verführerin, wenn wir ihr nachgeben oder – und das ist die einzige Art zu glauben, man habe seine Seele gerettet – wenn wir ihr übernatürliche Kräfte zuschreiben. Wir geben ihr nach, weil der Dämon ihr hilft.

In der Vergangenheit konnte die Rothaarige auf dem Scheiterhaufen enden, und auch heute noch ist dies alles nicht ohne Konsequenzen. Von klein auf fühlt sich das Mädchen mit roten Haaren verschieden und auf andere Art behandelt: Auf der Straße fällt *sie* auf, man erkennt *sie*, zeigt mit dem Finger auf *sie*, und das erregt *ihre* Eitelkeit. Gleichzeitig aber schaffen *ihr ihre* roten Haare, die *sie* sofort ins Zentrum der Aufmerksamkeit rücken, im Schul- oder Wohnzimmer mehr als nur eine Schwierigkeit. Die Freundinnen isolieren *sie*, und die kleine Rothaarige spürt, daß sie durch eine Schranke von den anderen getrennt ist.

Die Jungen reagieren auf ihre Nähe mit Gewalt, sie behandeln sie, als habe sie dieselbe Kraft wie sie selbst, oder aber verzückt, ohne auch nur zu wissen, warum, sie folgen ihr überallhin, versuchen, ihre Wünsche zu erfüllen und kommen sogar ihren verrücktesten Launen nach. Allzu schüchterne, dienstfertige Kavaliere gefallen einer Rothaarigen nicht besonders.

Aus diesem Grunde lernen die rothaarigen Mädchen schnell zu entdecken, was Charme ist, und sich seiner zu bedienen, und zwar vor den blonden oder brünetten Freundinnen. Natürlich lernt auch ein hübsches Mädchen, ganz gleich welcher Haarfarbe, recht schnell das Spiel der Verführung, aber auf andere Art: Sie verführt wie ihre Mutter oder älteren Schwestern, »nach Frauenart«, mit Sanftheit und Zurückhaltung, mit Gaben oder Fehlern, die sie vielleicht von Natur aus hat oder vorzutäuschen lernt. Die Rothaarige, isoliert und verwünscht, muß mit Gewalt verführen und dabei den Wettbewerb von gleich zu gleich mit den Männern akzeptieren. Dabei wird sie etliche von ihnen vertreiben und die Zurückhaltenden von sich aus ausschließen. Man wird sie begehren, aber nur mit Schwierigkeiten lieben.

Rote Hexen

In dem ausführlichen »Baedeker« des Hexenwesens, nämlich Jakob Sprengers *Malleus maleficarum*, einem Traktat für die Erkennung, Demaskierung, Hinführung zur Beichte und entsprechenden Bestrafung von Dämonen und Hexen, lesen wir: »Es wird auch von Guilelmus bemerkt, daß die Incubi mehr solche Frauen und Mädchen zu beunruhigen scheinen, welche schönes Haar haben, darum weil sie der Besorgung oder dem Schmuck derartiger Haare obliegen; oder weil sie durch das Haar die Männer zu entflammen wünschen oder gewohnt sind; oder weil sie sich dessen in eitler Weise rühmen; oder weil die himmlische Güte das zuläßt, damit die Weiber abgeschreckt werden, die Männer dadurch zu entflammen, wodurch auch die Dämonen die Männer entflammt wissen wollen.«

Es gibt keinen Hinweis auf die Farbe, das ist wahr, doch welches Haar entzündet die Herzen besser als das, das bereits das Schimmern des Feuers, also des Teufels und der Hölle hat? Und sind nicht die Rothaarigen sehr viel stolzer auf ihre Haare als die anderen Frauen? Und wovon wird sich ein Teufel, wenn er nachts in ein Zimmer schleicht, anziehen lassen, wenn nicht vom Schimmer solcher Locken, die die Farbe der Sünde haben? Und schimmern ihre Haare nicht wie Belladonnabeeren, der von Asien bis Amerika verbreiteten Pflanze der Nachtschattengewächse, die für Liebestränke oder zum Töten gebraucht wird? Gewiß, weder in der *Cautio criminalis*, juristischen Betrachtungen gegen die Hexenprozesse, die von dem Jesuiten Friedrich von Spee um 1630 herausgegeben wurden, noch in der Schrift *De crimine magiae* von Cristiano Tomasio, erschienen 1701, gibt es einen Hinweis auf rote Haare, und doch richtete man in Europa drei Jahrhunderte lang ein Blutbad unter den rothaarigen Frauen an, wenngleich es, wie leicht einzusehen, nicht möglich ist, genaue Zahlen, Prozentsätze und Statistiken vorzuweisen. In Europa dürften die rothaarigen Frauen nicht mehr als zehn Prozent der weiblichen Bevölkerung ausmachen, doch aus Quellen, Bilddokumenten und Erzählungen ist der berechtigte Eindruck zu gewinnen, daß es eine weit höhere Zahl rothaariger Frauen gibt, die auf den Scheiterhaufen steigen mußten. Ein im Essexe Institute von Salem (Massachusetts) aufbewahrtes Bild beschreibt uns eine dramatische Verhandlung in dem Prozeß, der 1692 sieben Männer und dreizehn Frauen das Leben kostete, ein Bild, das Arthur Miller zu dem Stück *Hexenjagd* anregte. Die Mädchen, beinahe noch im Kindesalter, die in einer Art Hysterie die Schuldigen »widerrechtlicher Praktiken« bezichtigen, lassen unter den strahlend weißen Häubchen goldblonde Locken hervorquellen. Abigail Darling, Ann Putnan und ihre Kameradinnen gestanden, an teuflischen Ritualen teilgenommen zu haben, und sie hätten auf dem Schafott enden können, hätten sie nicht die Namen der »Versucher« preisgegeben. Dadurch, daß die Richter den Prozeß auf einer bestimmten Linie anlegten, wurde das Leben der wegen Hexerei angeklagten Mädchen gerettet.

Auf den Bildern von Antoine Wiertz, Gaspar Isaac, David Teniers und Hans Baldung Grien wimmelt es nur so von Hexensabbaten, Hexenprozessen und Höllenritten, umgeben vom wogenden Rot des Feuers und der Haare. Ein altes französisches Lied sagt, der Teufel habe »le teint d'un rôti brulé«, den Teint eines verbrannten Bratens, und die Hexen treiben es nicht mit ihm? Stellen wir uns ein mittelalterliches Dorf in der Bretagne, den Pyrenäen, im Schwarzwald oder in Tirol vor. Die Bewohner, die sich alle untereinander kennen und zu einem großen Teil miteinander verwandt sind, sind schwarzhaarig oder auch blond. Auf einmal wird in einer Familie Dunkelhaariger – Mutter und Vater und auch deren Eltern sind es – ein rothaariges kleines Mädchen geboren. Was soll man davon halten? Daß die Mutter Ehebruch begangen haben muß, aber wie kann ihr Verhältnis zwischen den paar weltabgeschiedenen Häusern den Blicken der Nachbarn und Verwandten entgangen sein? Sie hatte eine Beziehung mit dem Teufel, zwangsläufig, und die Teufelstochter hat die Farben des Vaters. Und rot ist die Farbe der Fremden, derer, die nicht unseren Glauben haben, und der berüchtigten Zigeuner, die aus unbekannten Gegenden kommen, oder »jener Juden«, der Jesusmörder (auch Judas hatte rote Haare), die in Osteuropa umherziehen. Gewiß kann man nicht verlangen, daß die mittelalterlichen Bauern Kenntnis von Mendels Theorien über die Vererbung und die rezessiven Merkmale der roten Haarfarbe hatten.

Es ist nicht so, daß die arme Kleine sogleich in die Flammen geworfen werden mußte, aber wenn man im Laufe ihres Lebens aus irgendeinem beliebigen Grund, der völlig zufällig und harmlos sein konnte, ihre Handlungsweise verdächtigt hätte, so hätten ihre Haare ihr sicherlich keinen guten Dienst erwiesen. Die Hexenprozesse folgten allem Anschein nach engen juristischen Normen, wie die Texte, die wir zitiert haben, beweisen, doch was letztlich zählte, war »der Eindruck« der Richter, ihr sechster Sinn: Falls eine Bedauernswerte unter der Folter gestand, endete sie auf dem Scheiterhaufen; falls sie nicht gestand, war sie offensichtlich mit dem Teufel, ihrem Liebhaber, im Bunde, der ihr half, die Martern zu ertragen, und sie endete ebenfalls auf dem Scheiterhaufen.

Im 17. Jahrhundert begann man damit, auf dem Leib der angeklagten Frauen nach Beweisen für das Geschäft mit dem Teufel zu suchen. Man durchbohrte sie mit Sticheln, um zu sehen, ob irgendeine Stelle für Mißhandlungen unempfindlich sei, oder man ging auf die Jagd nach verdächtigen Flecken, Malen und Warzen, denen man irgendeine symbolische Bedeutung zumessen konnte, und was für eine Gelegenheit konnten die Konstellationen von Sommersprossen der Rothaarigen bieten, was für geheimnisvolle Hieroglyphen, was für kabbalistische Zeichen bildeten sie auf ihrer so weißen Haut! Die besondere Sinnlichkeit, die doppelte Faszination waren ebensolche Beweise der Gegenwart des Dämons. Ein perfektes Beispiel ist, auch wenn Thomas Mann nicht auf die Haarfarbe anspielt, die im *Doktor Faustus* berichtete Episode von Barbara. Ihr Verehrer kann einzig sie lieben, und jedesmal, wenn er versucht, sie zu betrügen, gibt er eine erbärmliche Figur ab. Wie soll er sich rechtfertigen? Er ist offensichtlich Opfer einer bösen Tat, und die schöne Barbara, die schuldig ist, begehrenswerter als die anderen zu sein, endet auf dem Scheiterhaufen. Geistiger Diebstahl ist nur böser Zungen Werk. »Du schaust die Hexe an, nicht wahr?« fragt Bruder Ubertin Adson von Melk, den jungen Ich-Erzähler von Umberto Ecos *Der Name der Rose*. »Nein ...«, entgegnet Adson, »ich schaue sie nicht an ... d. h., vielleicht schaue ich sie an, aber sie ist keine Hexe ...« Und Ubertin mit Sicherheit: »Du schaust sie an, weil sie schön ist. Sie ist schön, nicht wahr? ... Wenn du sie anschaust, weil sie schön ist und du deswegen verwirrt bist (ich weiß ja, daß du verwirrt bist, denn die Sünde, deren man sie verdächtigt, macht sie dir noch faszinierender), wenn du sie anschaust und Verlangen spürst, ist sie schon um dessentwillen eine Hexe ...« Ein unbestreitbarer Beweis, auch deshalb, weil das Mädchen, das im Buch eine sehr viel nebensächlichere Rolle hat als im Film, eine Rothaarige ist oder zumindest dem jungen Adson bei ihrer ersten Begegnung so erscheint: »Plötzlich erschien mir das junge Mädchen so wie die schwarze, aber schöne Jungfrau, von der der Hymnus sagt ... der Kopf erhob sich stolz auf einem Hals, weiß wie ein Turm von Elfenbein, ihre Augen waren klar wie die Wasserbecken von Hesebon, ihre Nase war ein Turm des Libanon, das Haar ihres Hauptes wie Purpur ...«, was in Wahrheit durcheinandergewürfelte Bibelzitate sind, und es ist nicht gesagt, daß Adson von Melk wirklich sagen will, daß die im Kloster überraschte Maid scharlachrote Haare hat.

In Hermann Brochs Roman *Die Verzauberung*, in dem symbolisch die perverse Faszination Hitlers wachgerufen wird, ist Mutter Gisson die Naturkraft, die »Hexe« im positiven Sinne, die ihre Berge gegen die Entweihung durch die Menschen zu verteidigen versucht: »Auch ich habe sie angesehen. Es war wirklich eine echte Gisson – in allem und durch alles:

Das Blut kreiste heiß in dem breiten platten Gesicht unter den rotblonden Haaren, und die Lippen waren von einem hellen Rosa.« Hexen und Feen, die im übrigen ein und dasselbe sind (es hängt nur vom Standpunkt ab), gehen auf Urzeiten zurück, auf den Mythos von Diana, ihrer Beschützerin, der Göttin des Mondes und der Ursache seltsamer Ereignisse: der Gezeiten und der Menstruation. Der Mondzyklus von 28 Tagen fällt mit dem weiblichen Zyklus zusammen. Die Frauen geben das Leben und können es demzufolge zurücknehmen, und sie verlieren Blut, den Lebenssaft. Gemäß alten Überzeugungen kamen Kinder rothaarig zur Welt, wenn sie während der Menstruation empfangen worden waren, »die dunkle Schande der Weiblichkeit«, wie Joyce schrieb, oder aber die, die empfangen wurden, wenn der Mond rot am Himmel glänzte.

Die Verbindung zwischen Rothaarigkeit und dem Mond, zwischen rotblonden Haaren und Menstruationsblut, dem Geheimnis des Sex, von Leben und Tod, ist offenkundig. Im *Canon Episcopi* aus dem Jahr 906, einem Leitfaden für Bischöfe, hieß es: »Gewisse verlorene, vom Teufel verdorbene, von Illusionen und Gespenster-Dämonen verführte Frauen, welche offen glauben und bekennen, daß sie in tiefster Nacht auf der Kruppe bestimmter wilder Tiere mit Diana reiten ... und in der Stille der tiefen Nacht über das Land fliegen und ihren Befehlen gehorchen.«

Nicht immer wird im Altertum die Hexe als negatives Wesen gesehen. Eine Hexe war Medea, die, um den bösen Blick auszusenden, Kräuter, Eulenflügel und Wolfseingeweide mischte, eine Hexe war Kirke, die Männer in Schweine verwandelte, doch die Bibel erzählt: „Als Saul das Heer der Philister sah, fürchtete er sich und sein Herz zitterte sehr.« Und er ging, um Rat bei der Hexe von Endor zu suchen.

Jeremia betete zur »Göttin der Nacht«, der Königin der Hexen (Jer. 13), und die Frauen seines Stammes buken für diese Brötchen in Form einer Vulva. Nach einer anderen Legende tötete Hera in ihrer Eifersucht auf Lamia deren Söhne, die sie von Zeus hatte, und diese bat ihren göttlichen Liebhaber um die Gabe der Metamorphose, und so begann sie, nachts umherzuschweifen und den Neugeborenen das Blut auszusaugen oder aber ihnen giftige Milch zu geben.

Noch im vergangenen Jahrhundert riet ein Sexualwissenschaftler von internationalem Rang wie Paolo Mantegazza, keine Ammen mit roten Haaren einzustellen, »weil deren Milch nicht nahrhaft genug ist und den Kleinen schadet«. Handelt es sich um einen Zufall? Um überwundene abergläubische Vorstellungen, um Ratschläge einer veralteten Wissenschaft?

»Fünfzehn Millionen Deutsche glauben an die Macht der Magie«, kann man im Wochenmagazin *Stern*, Nummer 38 aus dem Jahr 1986, lesen. »Die Hexen kommen« verkündet der Titel, und die Nackte auf dem Titelbild ist in blutige Spinnweben gehüllt, als seien es ihre Haare, und die Fingernägel sind zu metallischen, schmutzigroten Krallen umgebildet. Im Heft gibt es eine lange, begeisterte Reportage über das Buch *Die neuen Hexen* von Gisela Graichen (Hoffmann und Campe). Das Hamburger Magazin kommt periodisch auf das Hexenthema zurück und illustriert es dabei mit rothaarigen Frauen. In der Nummer 36 des Jahres 1982 widmet es einen ausführlichen Artikel dem Thema »Übersinnlich oder von Sinnen« und wählt für das Titelbild ein rotblondes Modell, das zwar die Hände vor das Gesicht legt, doch die beunruhigenden Augen erscheinen gleichermaßen auf dem Handrücken, so als träten sie aus der Haut heraus.

Weiterhin stellt der *Stern* in der Nummer vom 29. Dezember 1982 in einem Artikel über Astrologen »Im Reich der Über-Sinne« eine rothaarige Frau mit weit ausgebreiteten Armen und Beinen in die Mitte des Tierkreiszeichens; und noch einmal zum Jahresende, nämlich am 30. Dezember 1986, widmet er eine zweite Reportage der Kunst der Weissagung, »Der Blick in die Zukunft«, mit einem grünäugigen Modell mit scharlachroten Haaren und ebensolchen Fingernägeln, konzentriert, als läse sie in der Kristallkugel, während die Tierkreiszeichen überall um sie herumtanzen. Wenn die Deutschen davon überzeugt sind, daß es Hexen gibt, werden sie dank *Stern* und anderen Veröffentlichungen auf den Gedanken gebracht, daß diese rothaarig sind. Rot ist die Hexe, die zwecks Folterung entkleidet wird, auf dem Titelblatt von *Hexen, Henker und Halunken* von Jürgen W. Scheutzow (Kabel Verlag), einem Aufsatz »Über das Außerordentliche auf der Schattenseite der Geschichte Norddeutschlands«, und rothaarig ist das verführerische Weib aus *Eine zärtliche Hexe*, einem Liebesroman von Joan Elliot Pickart, bei Bastei Lübbe veröffentlicht, auch wenn die Hauptfigur »dieser zärtlichen Hexe« überhaupt keine roten Haare hat.

Die letzte Hexe wurde in der Tat in der Bundesrepublik verbrannt, und zwar am Pfingstsonntag 1960: Sie hieß Elisabeth Hahn und wohnte in Mailach, einem Dorf in Franken von knapp dreihundert Einwohnern, die alle von ihren Fähigkeiten als Hexe überzeugt waren, bis Johann Vogel, 26 Jahre alt, in dem sicheren Glauben, sie habe ihm den bösen Blick geschickt, Feuer »an das Haus der Hexe« legte. Er wurde zu drei Jahren Haft verurteilt.

Und zum Jahresbeginn 1985 konnte man in den Kleinanzeigen der Bonner Tageszeitung *General-Anzeiger* lesen: »Hexe gesucht, wer kann Hexereien begehen? Honorar im Erfolgsfall.«

In Wien gibt es laut der Wochenzeitschrift *Bunte* eine Agentur, die Hexen »für weiße oder schwarze Magie« verleiht. In New York sollen 10 000 Hexen aktiv sein, und in Großbritannien beschäftigen sich 40 000 Menschen mit Magie. Rothaarig ist die Hauptfigur der *Hexen von Eastwick*, John Updikes mit bissigem Humor übergossenem Roman, und rothaarig sind die Teilnehmerinnen eines Hexensabbats, den Erica Jong in *Fanny* beschreibt: »Die Hexen kamen nach vorn und setzten sich um den Sockel des großen steinernen Altars im Inneren des Arkaden-Ringes nieder. Einige waren alte Megären, andere bildschön und jung. Insgesamt waren es zwölf Frauen, und sie hatten allerhand vertraute Dämonen bei sich, die hier und da um sie herumschwänzelten oder sich in den Falten ihrer Gewänder verkrochen ... der schreckliche maskierte Mann setzte sich auf einen Stein, und ein bildhübsches rothaariges Mädchen kam und setzte sich an seine rechte Seite. ›Sie ist die Jungfrau der Bruderschaft‹, sagte Isobel zu mir … sie war ein Mädchen (…) mit durchdringend grünen Augen und allerfeinster Haut von überraschender Blässe.« Also eine typische Rothaarige, und als solche wird sie auch enden: aufgeschlitzt von Schwertstreichen.

Das Magische, die »Welt der übernatürlichen Wesen«, wird häufig durch die rote Farbe vertreten, beispielsweise wird in *Something about Eve* von James Branch Cabell, einem der bekanntesten Vertreter der phantastischen angelsächsischen Literatur, die Hauptfigur Gerald von der Sphinx erkannt: »›Jetzt verstehe ich‹, sagt sie zu ihm, ›daß du nur noch einer von so vielen gefallenen Göttern bist … ich hätte es vermuten müssen, weil Thor und Typhon, Rudra und die Maruti und all die anderen Götter des Sturmes, die lärmend gen Atan von dannen gingen, alle rothaarig waren.‹ Gerald schlug sich mit der Hand auf den Schenkel. ›Mein Wort darauf, Herrin, das ist wahrlich der Schlüssel zu dem Geheimnis! Die Götter des Sturmes hatten in jeder mir bekannten Mythologie rote Haare. Jetzt bin ich geneigt zu denken, daß die Weisheit der Sphinx das Geheimnis meiner Abstammung gelöst hat …‹.«

Viviane, der rothaarige Vampir, den Tennyson in einem seiner *Idylle* (im Jahr 1859) besingt, ist Fee und Hexe zugleich. Im Wald von Brocéliande verführt sie Merlin und bringt ihn dazu, die Geheimnisse seiner Zauberkunst zu enthüllen. Obwohl er weiß, daß Viviane sie dann gegen ihn einsetzen wird, kann Merlin nicht der Verführungskraft dieses »wunderschönen Weibes mit den scharlachroten Haaren« widerstehen und gibt nach. Viviane verurteilt ihn zu einem Schlaf ohne Erwachen, und Merlin träumt weiter von seiner wunderbaren Geliebten, die er nicht haben kann! In den *Versuchungen des Heiligen Antonius* des Neapolitaners Domenico Morelli nimmt der teuflische Verführer eine attraktive weibliche Gestalt an, die eines Mädchens mit flammendrotem Haar, die unter der Strohmatte hervorlugt, eine Teufelin, üppig, weiß und rothaarig, mit einem vor Leidenschaft violetten Gesicht.

Und auf einer berühmten, blasphemischen Kreuzigungsdarstellung von Félicien Rops ist eine Hexe anstelle von Jesus ans Kreuz gebunden, mit vom Wind hochgewehten Haaren, die wie eine scharlachrote Fahne der Wollust sind. »Meine Absicht war lediglich, meinen kleinen Enkeln eine Erinnerung an den strahlenden Körper meiner hübschen kleinen Lebensgefährtin zu hinterlassen, dieser Chère mignonne, die die am meisten geliebte war und bleibt«, erklärte Rops 1879 ironisch; er war ein weiterer Künstler, dem die Rothaarigen gefielen.

Diese Beispiele der bildenden Kunst beweisen nicht, warum die Hexen in der Realität auch aufgrund ihrer Haarfarbe verbrannt werden mußten, doch wäre sie in einem Prozeß wegen Hexerei ein mehr als ausreichendes Indiz. Rothaarig war die berühmteste Hexe Irlands, Lady Alice Kyteler, der man ihre Schönheit und ihren Reichtum neidete. Sie war in der Tat die reichste Frau von Kilkenny, als sie im Jahre 1324 vom Bischof Richard de Lecrede, einem Franziskaner, der in Frankreich studiert hatte, angeklagt wurde, intime Beziehungen mit dem Teufel zu haben, der dazu die Gestalt einer Katze annahm.

Sicherlich war die rothaarige Lady Alice in manches magische Ritual verwickelt, um die Monotonie in Kilkenny zu durchbrechen, aber sie schlug sich tapfer, um ihre Unschuld zu beweisen, und am Ende floh sie nach England; ihre Dienerin Petronilla vergaß sie zu Hause: Das Mädchen wurde gefoltert und gestand, daß ihre Herrin eine Hexe sei. Lady Alice war nunmehr in Sicherheit, und am 3. November jenes Jahres war es Petronilla, die am Ende den Scheiterhaufen bestieg; doch von ihrer Haarfarbe steht nichts in der Chronik.

Vier Jahrhunderte lang kannte die Hexenjagd in Europa keine Ruhephasen. Nach Schätzungen wurden »wenigstens 200 000 Personen, größtenteils Frauen, gefoltert und getötet. Allein im Gebiet von Trier wurde unter Maximilian I. 6 500 Hexen der Prozeß gemacht. Unter Franz I. soll man über 100 000 Hexenmeister gezählt haben. Nicola Ramigio, Kanzler des Herzogs von Lorena, ließ in vier Jahren 900 Hexen verbrennen. Heinrich IV. schickte allein in der Provinz Labourd 600 von ihnen auf den Scheiterhaufen. Und im Jahr 1631 wurden in Schlesien 200 bei lebendigem Leibe verbrannt.

Rothaarig waren (oder es scheint wenigstens so) die Hexen von North Berwick, Rebecca Weste und Rose Hallybread, die – wie uns die Chroniken berichten – »halsstarrig und jeder Reue unzugänglich starben«, und rothaarig die Hexen von Northampton, Agnes Browne und ihre Tochter, »die nie jemand zu Gott beten hörte«, oder Eleanor Shaw und Pary Phillips, »die, als sie aufgefordert wurden, die Gebete herzusagen, in ein fürchterliches Gelächter ausbrachen«. Rothaarig war Marion Grant aus Aberdeen, verbrannt im Jahre 1596, und ebenso Margaret Johnson, die Hexe von Lancashire, verbrannt 1633, und Janet Rendall, die Hexe von Orcadi, hingerichtet 1629, und Ann Baites, die Hexe von Northumberland, die »mehrmals mit dem Teufel tanzte« und 1673 verbrannt wurde. Rothaarig mußte Anne de Chantraine sein, intelligent und besonders reizend, und als man sie im belgischen Dorf Waret la Chaussée denunzierte, war sie kaum siebzehn Jahre alt. Wir würden gerne sagen, daß auch die Nonnen von Loudon rote Haare hatten – oder die eine oder andere von ihnen –, aber es wird nichts Diesbezügliches berichtet, auch wenn die Regisseure, die dieses Drama inszenieren, gewöhnlich eine Vorliebe für zinnoberrote Perücken haben, und rothaarig ist Vanessa Redgrave, die in Ken Russells gleichnamigem Film *Mutter Jeanne von den Engeln* spielte.

Ein weiterer Beweis zu Lasten der Rothaarigen war die Vorliebe von Hexen und Dämonen für Katzen. Ob sie vielleicht auch selbst Katzen waren? Katze ist das Kosewort, mit dem glücklich Verliebte sie benennen, aber auch ein Schimpfwort, um sie zurückzuweisen. Lou Salomé war für Nietzsche eine Katze, als Kätzchen wurde Colette bezeichnet. Und ebenso wie die Hexen wurden die Katzen im 16. Jahrhundert verfolgt und vernichtet. In der Gestalt von Katzen zeigten sich die Dämonen, und in Katzen verwandelten sich die Frauen ihres Gefolges. »Wenn wir die Gestalt einer Katze haben und eine oder mehrere unserer Nachbarinnen treffen, sagen wir:

›Der Teufel sei mit dir, komm mit mir‹, und sofort verwandeln sie sich auch in Katzen und kommen mit uns«, enthüllten die Hexen von Auldearne unter der Folter.

Um mit Sicherheit zu wissen, ob die Rothaarige, die bei einem ist, eine Hexe ist, genügt es, folgenden Spruch herzusagen:

> I sall goe intill ane haire
> with sorrow, and syc an black shot
> and I sall goe in the divellis nam
> ay whill I com hom again.

> Ich werde mit Schmerz in diesen Haaren
> versinken, mit Übelsein und dunkler Kraft,
> und ich werde hineingehen im Namen
> des Teufels, bis ich nach Hause zurückkehre.

Die Schlüsselworte sind »black shot« im zweiten Vers. Sprecht sie deutlich aus, und sie wird sich in eine Katze verwandeln. Oder aber ihr. Die Sache ist nicht klar. Wenn nichts geschieht, gefallt ihr ihr vielleicht nicht. Eine Hexerei ist immer eine Tat der Liebe.

Geschichten von Rothaarigen

Jedes Volk, jede Region hat ihre Sprüche gegen Rothaarige, und zwar zu allen Zeiten. »Si ruber est fidelis, diabolus est in coelis«, warnte man schon im Mittelalter. Mark Twain bemerkt, daß »von einem bestimmten Niveau des Reichtums an rote Haare goldbraun werden«. Die Rothaarigen werden verspottet: »Hat der Kopf bei dir Rost angesetzt?«, »Lösche die Haare da« oder »Vorsicht, Feuerkopf!«

Sprichwörter sagen ihnen das Allerschlimmste nach: »Fussigrot tut Gift ins Brot.« Rothaarige gelten als Vatermörder, Judasse, als seltsame Zwitterwesen.

Im 13. Jahrhundert behaupteten Naturforscher und Reisende, ein weißer Mann, der mit einer schwarzen Frau Nachkommen zeuge, könne nur schwarz-weiß karierte Kinder oder rothaarige haben. Rothaarig ist auch der Tod: »Böser Rotschopf, klammere dich ans Holz, halte dich dicht daran, denn der Tod kommt vorbei«, schreien die Kinder von Palermo. Und die Parallele zwischen Sizilien und einem Schriftsteller des Nordens wie Thomas Mann ist überraschend. Denn zu Beginn von *Der Tod in Venedig* streift Aschenbach durch München, gelangt am Ende auf einen Friedhof, wo er einen Fremden trifft, woraufhin er in seiner Verwirrung nach Venedig abzureisen beschließt. Er ist ein Symbol des Todes, eine männliche Gestalt, denn im Deutschen ist der Tod männlich. Da trifft er einen Mann, der ungewöhnlich aussieht und seinen Gedanken eine ganz neue Richtung gibt. Er ist von mittlerer Größe, hat eine Stupsnase und gehört zum Typus der Rothaarigen. Seine Haut ist milchig weiß und von Sommersprossen bedeckt. Sein Verhalten erscheint ihm überheblich, ja grausam.

Daß Rot eine Farbe ist, die Unglück bringt, gilt seit Jahrtausenden als selbstverständlich. Die Ägypter töteten rothaarige Kinder sofort. Wie man annehmen darf, waren diese nicht sehr zahlreich. Hin und wieder liest man, daß Kleopatra, abgesehen von ihrer Nase, wegen ihrer feuerroten Haare berühmt war, aber das ist nicht wahr. Es ist Gerede, das wahrscheinlich deswegen aufkam, weil es diverse rothaarige Schauspielerinnen, echt oder gefärbt, gibt, die sie im Theater oder Film dargestellt haben.

Während des spätrömischen Kaiserreichs warnte der heilige Hieronymus in einem Brief an Leta, die Mutter eines zur Jungfräulichkeit bestimmten jungen Mädchens, diese vor »Luxus und Eitelkeit ... keine Löcher in den Ohren« (und derselben Meinung ist der heilige Ambrosius), kein Make-up, kein Gold, keine Edelsteine und vor allem anderen »soll Leta sich in acht nehmen, daß man dem Mädchen die Haare nicht in jenem Rot färbt, das die Flamme der Hölle ankündigt«. Die Römerinnen waren eifersüchtig auf die blonden Haare der germanischen Gefangenen, und sie zwangen sie, sie sich abzuschneiden, um sich selbst daraus Perücken machen zu lassen, die sie rotgold färbten. Von der leuchtend roten Farbe war dagegen abzuraten: In den Komödien des Plautus prunkten die Männer, die leichtlebige Frauen darstellen mußten, mit scharlachroten Perücken.

Im Mittelalter und darüber hinaus war Rot überhaupt nicht gesellschaftsfähig. Noch im Jahre 1794 kann man in einem Schreiben aus Paris lesen: »Die Extravaganz des schwachen Geschlechts nimmt von Tag zu Tag zu. Die Pariserinnen wechseln dreimal am Tag die Frisur und tragen verschiedene Perücken, morgens eine schwarze, nachmittags eine kastanienbraune und abends eine blonde.« Wie man sieht, ist für rote Perücken kein Platz.

Wie viele bedeutende Frauen der Geschichte haben rote Haare? Und wie viele, so könnte man natürlich einwerfen, sind blond und brünett? Zweifellos werden sie zahlreicher sein, aber die so seltenen Rothaarigen sind unter den Berühmten verhältnismäßig überrepräsentiert, und, was noch mehr zählt, sie sind in der Politik wie in den Künsten die aggressivsten, zielbewußtesten und die mit dem übelsten Leumund.

Haben sie sich den wirklich verdient? Oder hat man ihnen perverse Handlungen zugeschrieben, und ist ihr Verhalten, gerade weil sie rothaarig waren, verzerrt dargestellt worden? Vielleicht sind sie nur deshalb in höchste Stellen gelangt und haben sich einen Ruf als Schauspielerin, Schriftstellerin oder ganz einfach als große Dame geschaffen, weil sie von klein auf gewohnt waren, sich gegen eine feindselige Umwelt zu behaupten, mehr und härter kämpfen zu müssen, um das zu erreichen, was ihre Freundinnen für ihre Sanftmut und ein Lächeln geschenkt bekamen.

Dennoch werden wir nicht einmal unter den sogenannten Mannweibern eine Rothaarige finden, unter den Mann-Frauen à la George Sand, um uns recht zu verstehen. Die Rothaarigen wetteifern mit den Männern von gleich zu gleich, verzichten aber nicht auf ihre Weiblichkeit. Weiterhin ist es seltsam, daß die sogenannten seriösen Historiker beim Beschreiben des Äußeren von Personen immer ziemlich karg sind, es aber niemals unterlassen, auf eine Besonderheit wie roten Haarwuchs hinzuweisen.

Der Zauberer Merlin muß ein Spezialist für rothaarige Frauen gewesen sein, allerdings auch ein Opfer. Von Viviane, dem verführerischen Vampir mit den rotblonden Locken, ließ er sich seine Geheimnisse entreißen, hegte aber trotz allem weiterhin eine Vorliebe für rothaarige Frauen. Er weissagte sogar, daß ungefähr sechshundert Jahre später eine Jungfrau mit feuerrotem Haar wie ein Adler ihre Flügel gleichzeitig über Frankreich und England ausbreiten würde. Und Merlin sah richtig: Im 12. Jahrhundert gab es keinen Souverän oder Troubadour, der nicht in Eleonore von Aquitanien verliebt gewesen wäre. Ihr Großvater Wilhelm galt als der beste Troubadour von Frankreich. Er folgte Gottfried von Bouillon in den ersten Kreuzzug, doch er verstand es auch, das Leben zu genießen. In Niort erbaute er eine Kirche und daneben ein Bordell, wo die Mädchen in Nonnenkleidern »tätig waren«. Er hatte mit einer Maid ein Verhältnis, deren Qualitäten er derart schätzte, daß er sie seinem Sohn zur Frau gab. Es ist verständlich, daß Eleonore angesichts dieses familiären Hintergrundes ein besonderes Gespür für das süße Leben haben mußte.

Als Fünfzehnjährige heiratete sie Ludwig VII. von Frankreich aus dem Hause der Kapetinger, der sechzehn Jahre alt war, und brachte als Hochzeitsgeschenk das Périgord, das Limousin, das Poitou, das Angoumois, die Saintonge, die Gascogne, die Auvergne und die Hoheitsrechte über die Stadt Toulouse mit. Am Hof Eleonores liefen die Troubadoure aus jedem damals bekannten Winkel der Welt zusammen, um die körperliche und seelische Schönheit der Herrscherin, die auch selbst eine Dichterin war, zu besingen. Sie mögen übertrieben haben, jedenfalls hatte Eleonore das Blut ihres Großvaters Wilhelm, und eines schönen Tages annullierte der Papst, auf Bitten Ludwigs, die Ehe.

Eleonore nahm die Mitgift wieder an sich und schickte Boten an alle Höfe mit der Nachricht, sie sei wieder frei. Die Botschaft erreichte Heinrich Plantagenet, Souverän der Touraine und der Normandie, der keine Zeit verlor: Er heiratete Eleonore mit den roten Haaren und bestieg wenig später den Thron von England. Mit seinem Herrschaftsgebiet sowie dem Hochzeitsgeschenk seiner Ehefrau hatte er weit größere Macht als Ludwig, der freilich nach dem feudalen Recht sein Herr war.

Heinrich pfiff auf derlei Besonderheiten, doch wie konnte er seiner kleinen Ehefrau Typ Feuerkopf vertrauen? Einmal ungehorsam, konnte sie ein zweites Mal in Versuchung geraten, und tatsächlich gab es in den aquitanischen Landen eine Revolte, angestiftet von Eleonore, die zwar viele Stunden mit den Troubadouren verbrachte, um den Lobpreisungen ihrer feuerroten Haare und ihrer eisblauen Augen zu lauschen, aber auch von Politik eine Menge verstand und ganz genaue Pläne für die Dynastie hatte. Im übrigen war sie die Mutter eines Jungen, den man Richard Löwenherz nannte.

Heinrich sperrte die rebellische Eleonore in eine Festung und schleppte sie sechzehn Jahre lang von einer Burg zur anderen, ohne jemals die Kraft dazu zu haben, sie umbringen zu lassen, was die sicherste Lösung gewesen wäre. Und die Troubadoure sangen:

Wer ist die Gefangene?
Wer ist der Kerkermeister?
Wer hat die Schlüssel zur Burg
und ist doch verhext
vom Herzen Leonoras?

Denn Heinrich hörte, wiewohl er auch Reich und Leben zu verlieren drohte, niemals auf, seine ach so lebhafte und schöne rothaarige Ehefrau zu lieben. Und Eleonores Charme und Charakterstärke hinterließen tiefe Spuren in der Geschichte Europas.

Sie war keine echte Rothaarige, jene legendäre Figur, deren Name zum Synonym für weibliche Grausamkeit wurde: Lucrezia Borgia. »Sie besitzt die natürliche Gabe, die in jener Zeit für eine Frau, die gefallen will, absolut unverzichtbar ist, nämlich das Blond der Haare«, schreibt Massimo Grillandi in seiner Lucrezia gewidmeten Biographie. »Das ganze Jahrhundert hindurch, aber auch über weite Strecken des 16. Jahrhunderts, ist Blondheit eine unverzichtbare Voraussetzung.«

Die Venezianerinnen sind Meisterinnen in der Kunst, braunen Haaren alle Tönungen von Blond zu geben. »Es sind die Farben«, erklärt Lucrezias Lehrerin, Adriana Mila, »die das Haupt heute wie Gold funkeln lassen können und ihm morgen, wenn man will, die matten Reflexe von Naturseide und ihm an einem anderen Tag, falls eine Dame dies wünscht, eine funkelnde Farbe wie glänzendes Kupfer verleihen.«

»In Wirklichkeit«, schreibt Grillandi weiter, »sieht Lucrezia, daß die jungen Römerinnen ein schönes Tizianrot bevorzugen, und sie weiß auch, daß man diese besondere Abstufung mittels einer verdünnten Spezialtönung erzielt, die wiederholt auf die Haare aufgetragen wird, welche durch einen oben löchrigen Strohhut geführt werden und rundherum über die

Krempe zurückfallen, wo die Sonne sie mit extremer Schnelligkeit trocknen kann. Stundenlang sitzen die Schönen auf den Terrassen ihrer Häuser und warten darauf, daß die Sonnenwärme ihren Haaren die gewünschte Tönung verleiht. Vielleicht liegt hier das Geheimnis der vielfältigen Farbabstufungen, die auch Lucrezias Haare im Wandel der Jahre und der Porträts annehmen, auf denen sie dargestellt ist; warmes Blond wird später zu Kupferrot und hellem Kastanienbraun, mit Nuancen, die von leuchtenden Tönen aufgehellt sind.«

Elisabeth von England, die große Rothaarige, ist als die Königin mit dem eiskalten Herzen in die Geschichte eingegangen, bereit, sogar die Männer, die sie liebte, der Staatsraison zu opfern. »Wie kann man der Versuchung widerstehen, in dieser außerordentlichen Königin den Triumph der Frau über den Mann zu erkennen, der zum Instrument geworden ist, zum Objekt, ja manchmal zum ganz einfachen Schmuckstück?« fragt sich Dara Kotnik in ihrer Biographie.

In Wirklichkeit regiert Elisabeth als weise Frau: Der Krieg ist eine unangenehme, von den Männern gewollte Angelegenheit, aber wenn er geführt werden muß, ist es angezeigt, ihn mit allen Mitteln zu gewinnen.

Als Tochter Heinrichs VIII. und der Anna Boleyn, die, in Frankreich erzogen, den Ruf einer leichtlebigen Frau hatte, wurde Elisabeth ihre ganze Jugend hindurch »die Bastardin« genannt, vom Hof entfernt, weil ihr Vater einen Sohn wollte, und nach der Hinrichtung ihrer Mutter lebte sie mit ihrer Gouvernante Lady Brian beinahe im Elend.

Im Alter von dreizehn Jahren scheint sie ein Verhältnis (doch das ist nicht bewiesen) mit Thomas Seymour gehabt zu haben, dem knapp zwanzig Jahre älteren Ehemann ihrer Stiefmutter Catherine. Thomas versuchte einen Staatsstreich, und Elisabeth war vielleicht darin verwickelt, gab aber nichts zu. Sir Robert Tyrwith verhörte sie tagelang und gab am Ende auf: »Sie ist ein Rätsel«, sagte er, »und doch lese ich in ihrem Gesicht, daß sie schuldig ist.« Seymour erhoffte sich, daß sie zu seinen Gunsten intervenierte, doch die Jugendliche ließ ihn hinrichten: »Heute«, so kommentierte sie das Geschehen, »ist ein Mann von großem Geist und geringer Urteilskraft gestorben.« Man nannte sie die »jungfräuliche Königin«, und zugleich wurden ihr verschiedene Liebhaber zugeschrieben wie Robert Devereux, Graf von Essex, hochgewachsen, jung und schön, der ebenfalls auf dem Schafott endete. Er sollte aufgehängt werden, später entmannt und gevierteilt. Elisabeth erlaubte aber, daß »er aus Gründen der Menschlichkeit nur enthauptet wird«.

»Er hatte es an Respekt vor der Frau fehlen lassen«, vertraute sie ein paar Tage später dem französischen Botschafter an, »ich hatte ihn doch gewarnt, mir als seiner Königin zu begegnen ... in gewissen Fällen gibt es keine Mittelwege. Man muß die Gefühle beiseite lassen und zu äußersten Lösungen greifen.« Sie beherrschte ihr Jahrhundert, rang unerbittlich ihre Feinde im In- und Ausland nieder und vernichtete die stolze, unbesiegbare Armada Spaniens. Dennoch war sie kein unsensibles Ungeheuer, wie viele es wahrhaben möchten. Als sie aus den üblichen Gründen der Staatsraison gezwungen wird, die Beziehungen zu d'Alençon abzubrechen, schreibt sie ein Gedicht, dem sie den Titel *Zur Abreise meines Herrn* gab.

Ich leide, doch wage ich es nicht, meinen Schmerz zu
  zeigen;
Ich liebe, doch bin ich gezwungen, Haß zu heucheln;
Ich bin schwach, doch das lasse ich nicht merken;
Ich scheine stumm, doch im Innersten spreche ich ...
Ich bin und bin nicht: Eis und zugleich brenne ich,
seit ich einen Teil von mir abgerissen habe.

Eis und Feuer, wie eine Rothaarige lieben müßte. Zwischen Elisabeth und Maria von Schottland kam es zu einem hübschen Duell zweier Rothaariger, und Maria endete auf dem Schafott. Aber Elisabeth ließ sie nicht leichten Herzens hinrichten, wie es einige glauben machen wollen. »Ich habe so wenig Lust, Maria böswillig zu verfolgen ...«, sagte sie in der Öffentlichkeit. »Gleich nach der Entdeckung des mehrfachen Verrats habe ich ihr geschrieben, um ihr zu sagen, daß sie niemals einem öffentlichen Gericht unterworfen worden wäre, wenn sie mir privat geschrieben hätte.«

Maria sollte nach dem Willen Elisabeths allein sterben, nicht, um über ihre Niederlage zu triumphieren, sondern um ihr eine Exekution »ohne Würde« zu ersparen. Und Maria starb in Würde: »Seid glücklich, weint nicht wegen des Endes von Maria Stuarts Leiden«, lautet ihre letzte Botschaft, »die Welt ist nichts als Eitelkeit, ist nichts als Schmerzen und Leiden.«

Elisabeths Leben verlischt im Schlaf im März des Jahres 1603. In der offiziellen, von den Höflingen mit Sicherheit korrigierten Botschaft an ihre Untertanen hinterließ sie schriftlich: »Auch wenn ihr viele mächtigere und weisere Herrscher als mich hattet und haben werdet, so hattet ihr doch keinen und werdet keinen haben, der euch mehr liebt als ich.«

»Giulia Beccaria hatte grüne Augen und rote Haare.« Mit diesem schönen balladenhaften Anfang beginnt Natalia Ginzburgs der Familie Manzoni gewidmetes Buch. Giulia war ein »Hitzkopf«, wie ihre Haare verrieten, und achtete nicht besonders auf Konventionen, nur um ihren Sinnen und der angeborenen Lebenslust zu folgen. Bei den Mailänder Normalbürgern rief sie Entrüstung hervor, doch ließ sie sogar den nüchternen Parisern manchen Schauer über den Rücken laufen. Sohn Alessandro, der sie erst nach Jahren des Getrenntseins als junger Mann wiedersah, verliebte sich auf den ersten Blick in sie und hatte Angst um sich selbst. Dank seiner Selbstkasteiung konnte er einen Roman wie *Die Verlobten* schreiben, ein Buch, das ganz durchdrungen ist von guten Gefühlen und religiösem Geist, aber unterschwellig durchzogen von einer unglaublichen Krankhaftigkeit, sagen wir von einer Perversion der Heiligkeit, und heilig oder wenigstens glückselig müßte für einige der Verfasser genannt werden sowie seine Leiche, die von Mailands Monumentalfriedhof in den Dom überführt wurde. Wenn der junge Alessandro, anstatt sich zu bezwingen, sich wie die Nonne von Monza verhalten hätte, deren Leidenschaft er mit solch knapper, heftiger Erotik beschreibt (»und die Unglückliche gab zur Antwort«), wenn er also ebenfalls eine Antwort gegeben hätte, hätten wir womöglich dank des Charmes einer Rothaarigen einen Inzest mehr gehabt, wie in dem Film *Herzflimmern* von Louis Malle, aber auch ein literarisches Meisterwerk.

Nach Giulia begegnet uns im neunzehnten Jahrhundert die Gräfin von Castiglione, mit kastanienroten Haaren, die sie jedoch, weil es am Hofe Napoleons III. eine Farbe »von nicht gutem Geschmack« war, verbergen mußte. Rothaarige Frauen lassen sich nicht dazu herab, ihre Haare zu färben, aber die Castiglione mußte »für das Wohl Italiens« eine geheime Mission erfüllen, die ihr vom Grafen von Cavour anvertraut worden war, und so überwand sie ihren Stolz und gab nach.

Ludwig I. von Bayern ging in die Geschichte ein, weil er den Thron wegen der Tänzerin Lola Montez verlor, vielleicht Spanierin, vielleicht Irin (ob sie ebenfalls die Haare gefärbt hatte?). Die Porträts zeigen uns eine brünette, pummelige und mediterrane Lola, jenen Typ eben, der dem Herrscher gefiel; er war von einer Art kuriosem Wahn befallen: Er war ein Sammler schöner Frauen.

Diejenigen, die seine Begeisterung entfachten, ließ er von dem Maler Joseph Karl Stieler porträtieren; und dieser malte sie mit kalligraphischer Genauigkeit. Der Herrscher ließ die Bilder in der sogenannten Schönheitsgalerie in seiner Residenz in München aufhängen, wo man sie noch heute bewundern kann. Insgesamt 36 Porträts vom Format 72 mal 60, mit einigen Zentimetern Unterschied. Ludwig, von dem es hieß, er habe keine Beziehungen zu Damen (manchmal ja, manchmal nein), war seinem Geschmack treu, und so sind die »Schönheiten« alle brünett oder kastanienbraun, mit Ausnahme dreier Rothaariger, aber was für welchen.

Lady Jane Ellenborough ist auf drei Bildern dargestellt, in marineblauem Kleid, vielleicht in Erinnerung an ihren Vater, einen Admiral, mit rotgoldenen Locken, aufgedreht zu nakkenlangen Korkenziehern. 1809 in London als Tochter von Sir Henry Digby geboren, heiratete sie kaum fünfzehnjährig Edward Law, Graf von Ellenborough, der immerhin 71 Jahre zählte. Sie gebar ihm einen Sohn, entschloß sich aber 1831 zur Scheidung (zur damaligen Zeit ein enormer Skandal), um

Prinz Felix Schwarzenberg nach München zu folgen, der wegen dieser Liebe auf die politische Karriere verzichten mußte. Wie dem auch sei, Felix wollte sie nicht ehelichen, und Lady Jane verließ ihn, um mit dem Adligen von Venningen-Ulner die Ehe einzugehen, mit dem sie zwei Kinder hatte. Zum zweiten Mal geschieden, heiratete sie den griechischen Grafen Theoteki, dem sie nach Athen folgte. Mit 45 Jahren erneute Scheidung und abermalige Hochzeit mit dem syrischen Scheich Abdul, den sie auf einem Ritt von Beirut nach Babylon kennengelernt hatte. Lady Jane starb 1881 in Damaskus, wo sie auch begraben ist.

Die Gräfin Caroline Holstein hat ihre kupferfarbenen Haare zu zwei Zöpfen geflochten, wie eine metallisch glänzende Frucht auf dem Kopf zusammengesteckt. Geboren wurde sie im Jahr 1815 als natürliche Tochter eines Bruders von Ludwig, Fürst Karl, eines bekannten »Playboys« der Epoche. Der Onkel nahm sie bei Hof auf und versuchte, sie zu verheiraten: Im Alter von sechzehn Jahren verheiratete sie sich mit dem bayrischen Grafen Carl Theodor von Holstein, aber Caroline war von ähnlichem Temperament wie Lady Jane. Nach fünf Jahren verließ sie ihren Ehemann wegen des schönen Kürassieroffiziers von Künsberg. Sie schenkte ihm fünf Kinder, und als er Witwer wurde, heiratete sie ihn 1857, zwei Jahre vor ihrem Tod.

Die letzte Rothaarige der Schönheitsgalerie war ein Meteor am Hofe Ludwigs. Friederike Catharina Sulzer, genannt Wilhelmine, ist, ebenso wie Lola Montez, eine der wenigen nicht blaublütigen Frauen, die Stieler für den König malte. Sie wurde 1820 als Tochter des Buchhalters Johannes Sulzer und der Arbeiterin Zoepf geboren und als Sechzehnjährige für zweihundert Gulden vom Leiter der Theatergruppe, Heigel, engagiert, der von ihrer Schönheit beeindruckt war. Wilhelmine debütierte auf der Bühne des Hoftheaters und eroberte alle Herzen im Sturm mit ihrer buchstäblich feuerroten Haarpracht, die der Maler gelöst und auf das schneeweiße Dekolleté herabfließend gemalt hat. Doch die blutjunge Schauspielerin erkrankte an der Schwindsucht, mußte das Theater aufgeben und hatte lediglich die Qual der Wahl des richtigen Ehemannes unter den verschiedenen Verehrern des königlichen Gefolges. Im Alter von achtzehn Jahren heiratete sie den hochgewachsenen Ministerialdirigenten Karl Schnieder. Ludwig bat Stieler, dieses »herausragende und intelligente« Mädchen zu porträtieren, und dieser lieferte das Bild vor dem Dezember 1837. Wilhelmine war kein weiteres Weihnachtsfest vergönnt.

Die zwei größten Betörerinnen der Jahrhundertwende hatten rote Haare: Lou Andreas-Salomé und Alma Mahler. Erstere mit Tönungen von Kupferblond und die zweite mit dunkleren, wärmeren Farbnuancen. Während Lou schlank ist, beinahe von knabenhafter Figur, ohne Busen und mit schmalen Hüften, ist Alma kräftig und matronenhaft. Erstere ist eine Genies anregende Nymphe, letztere eine schützende, aber anspruchsvolle Mutter.

Lou hatte klare blaue Augen, »die die Welt ohne Angst anschauten, eine kleine Nase und ein sanft abgerundetes Kinn. Was aber ihrem Gesicht den bemerkenswerten Ausdruck verlieh, war der Mund, ein sehr weiblicher Mund, zart und sensibel, mit einer vollen, sinnlichen Unterlippe«, beschreibt ihr Biograph H. F. Peters sie, ein wenig unsicher bei der Einordnung ihrer Haarfarbe. Zunächst versichert er, sie habe »silberblonde« Haare, und später behauptet er, sie seien »blond mit Schimmern von Kupfer«. Für viele ist Lou eine Blondine, aber so wie es vorgetäuschte Rothaarige gibt, ist sie eine verborgene Rothaarige, wenn man so sagen darf, in jeder Hinsicht echt, wenn auch nicht von so aufdringlicher und offenkundiger Färbung.

Begabt mit einer glänzenden und hohen Intelligenz, »verhexte« sie mit ihrem Charme die führenden Männer der europäischen Kultur, vom Philosophen Nietzsche bis zum Dichter Rilke, und sie brachte selbst Freud in Verlegenheit.

Sie war am 12. Februar des Jahres 1861 in Petersburg geboren, als letztes Kind nach vier Brüdern. Ihr Vater, der General Gustav von Salomé verwöhnte sie und ließ sie frei aufwachsen, dennoch beklagt sie sich: »Warum wird den Jungen mehr Freiheit gestattet als einem Mädchen?« Und sie weiß, wie sie sich Freiheit verschaffen kann. Nicht einmal zwanzigjährig fährt sie mit ihrer Mutter nach Zürich. Professor Biedermann findet, daß »sie die Reinheit eines Diamanten hat«, und natürlich auch die Härte.

Es verliebt sich der Philosoph Paul Rée in sie, ein Jünger Schopenhauers. Lou genügt das nicht, sie bindet ihn in einer jungfräulichen *ménage à trois* mit Friedrich Nietzsche. Nach dem, was sie selbst versichert, blieb sie noch über die dreißig »rein«, aber niemand hat jemals enthüllt, was während einer Fahrt auf dem Lago di Orta geschehen ist, die Lou, ihre Mutter und die beiden Männer unternahmen. Lou und Nietzsche gelang es, sich zu entfernen, und sie verschwanden auf den Monte Sacro. Bei der Rückkehr war Paul Rée erschüttert, und Lou weigerte sich, dem vor Eifersucht wahnsinnigen Philosophen etwas zu erklären. Eine geheimnisvolle Episode, die nicht erklärt werden muß wie das *Picknick am Hanging Rock* oder die Tour in den Grotten von Marabar in Forsters *Indien-Reise*.

»Er hat die Schnelligkeit eines Adlers und den Mut eines Löwen, und gleichzeitig ist er ein sanftes Geschöpf«, schreibt Lou über Nietzsche. Als sie, entrüstet über die Gesellschaft der Zeit, fortging, um mit Rée zu leben, änderte sie ihre Meinung: »Aber er war gar kein Engel ... er hat den Charakter einer Katze, des Raubtieres, das sich als Haustier ausgibt.«

Lou Salomé liebte nur Männer von außergewöhnlicher Intelligenz, sie sammelte talentierte Männer wie andere Bilder, sagten ihre Feinde, vor allem die Frauen, denen sie wenig sympathisch war, doch sie verstand es auch, ihnen dabei zu helfen, ihr Talent reifen zu lassen. In der *Neuen Schweizer Rundschau* schrieb Dieter Bassermann folgendes über sie: »Wo immer Lou hinkam, erregte sie Wirbelstürme von Ideen und Gefühlen, wobei sie gleichgültig wie ein Sturzbach blieb, der sich nicht darum sorgt, ob sein stürmischer Lauf Wohlstand oder Zerstörung bringen wird. Sie war eine Naturgewalt, mächtig und unbezwingbar, dämonisch und urwüchsig, ohne irgendeine der weiblichen und sogar einfach menschlichen Schwächen ...« Ihre Freunde aber sagten, daß sie heiter und heißblütig war und großzügig, es aber für die Männer nicht leicht war, sie zu verstehen. Mit ihren Schriften forderte sie das Bürgertum heraus, indem sie sich für den Triumph der sozialen Gerechtigkeit und für die Befreiung von moralischen Tabus einsetzte, »und es ist ganz natürlich«, schreibt Peters, »daß die Intellektuellen überrascht dastanden, als sie entdeckten, daß diese Frau, so frech und emanzipiert, immer bereit, alle Probleme der Liebe und des Sexuallebens zu diskutieren, später so wenig geneigt war, von der Freiheit, über die sie soviel sprach, Gebrauch zu machen«.

Opfer dieses Mißverständnisses war unter anderem Frank Wedekind. Sein *Frühlings Erwachen* hatte in Deutschland einen solchen Skandal entfacht, daß der Dramatiker nach Paris flüchten mußte, gefolgt von dem Ruf eines Mannes mit unersättlichem erotischem Appetit, der jedoch in Wirklichkeit, wie seine Tagebücher zeigen, ziemlich normal, ja langweilig war. Wedekind begegnete Lou eines Abends im Hause der Gräfin Nemethy, die seit langem in Paris lebte. Von der so schönen, strahlenden Frau fühlte er sich sofort angezogen. Die beiden plauderten stundenlang miteinander, und zuletzt lud Wedekind sie ins Hotel ein. Lou sagte ja. In der Halle sprachen sie weiter, und er bat sie, mit aufs Zimmer zu kommen. Wiederum war Lou einverstanden. Auf dem Zimmer stürzte Wedekind sich auf sie, aber zu seiner großen Überraschung wies sie ihn ab. Er versuchte, alle Verführungskünste einzusetzen, aber umsonst, er mußte sie gehen lassen. Am Tag danach sprach er in Gehrock, schwarzer Krawatte und mit einem großen Blumenstrauß in Lous Haus vor und bat um Entschuldigung. Lou Salomé heiratete Professor Andreas, einen namhaften Orientalisten, und beendete ihr Leben in der provinziellen Universitätsstadt Göttingen, wo sie am 5. Februar 1937 starb. Die anderen Professorengattinnen waren über ihr Verhalten empört (»sie ging mit Männern spazieren, mit denen sie nicht verheiratet war«), hatten keinen Umgang mit ihr und nannten sie nach den Hügeln, auf denen Göttingen liegt, die »Hexe vom Hainberg«. Die stolze und wunderschöne Lou ignorierte sie. Sofort nach ihrem Tod erschien die Gestapo, um ihre »von kranken jüdischen Lehren durchsetzten Bücher« zu beschlagnahmen und zu verbrennen. So endete auch Lou gewissermaßen wie eine echte Hexe auf dem Scheiterhaufen.

Lou trug einen prophetischen Beinamen, Salomé von tödlichem Charme, ganz anders als Alma, die nahrungspendende Muse, deren Name auch Seele bedeutet. »Ihr gefallen«, so sagte man von Alma, »die Männer, die in den Locken der Göttlichkeit spielen.« Und wie Lou sammelte sie ebensolche, und wie Lou gab sie vielleicht mehr, als sie bekam. Alma hatte dunkelrote Haare und helle Haut, sie war eines jener klassischen Mädchen Mitteleuropas, die mit einer unwiderstehlichen vitalen Kraft und einer subtilen Zweideutigkeit ausgestattet sind. Vielleicht war sie nicht die Allerschönste im Wien des Fin de siècle, aber die Faszinierendste war sie mit Sicherheit. Niemals ist es jemandem gelungen zu erklären, was das Geheimnis ihrer unwiderstehlichen Anziehungskraft auf Männer war, auch dann noch, als sie über siebzigjährig in einem winzigen Apartment in New York gefangen war, bemerkenswert schwer geworden und mit vom vielen Champagner aufgedunsenem Gesicht.

Als Tochter von Emil Schindler, »dem wichtigsten Landschaftsmaler des österreichisch-ungarischen Hofes«, einem Maler mit einer Menge Talent und Schulden (»er mietete Droschken, um nicht das einzige Paar Schuhe abzunutzen«, erzählt Alma), wurde sie am 31. August 1879 in Wien geboren und verlebte ihre Kindheit in einem Schloß »voller Schandtaten, Legenden und Schönheiten«. Der rechte Ort, um eine Fee oder Hexe aufzuziehen. Ihr Leben verlief wie ein Märchen. Bei einem blinden Organisten lernte sie die Musik kennen, ihren ersten Kuß bekam sie von Gustav Klimt. Sie behauptet, daß sie die größte Komponistin unserer Zeit geworden wäre, wenn sie nicht Gustav Mahler geheiratet hätte, der sie zwang, auf das Klavier zu verzichten: »Ein Musiker in der Familie sei genug.« Das Erstaunliche ist, daß sie gehorchte, und zwar zum ersten und letzten Mal in ihrem Leben. Im Jahre 1911 starb Mahler, und nach dem Genie lernte Alma, immerhin volle dreißig Jahre alt, bei einem anderen wichtigen Vertreter des künstlerischen Lebens der Zeit, Oskar Kokoschka, die körperliche Liebe kennen, die mitreißende Leidenschaft der Sinne. Ihre Beziehung berührte die höchsten Spitzen der Erotik und des Lächerlichen, vielleicht unvermeidlich, wenn man jenseits aller Zügel und Regeln liebt.

Ihr Stiefvater Carl Moll, kein übler Maler, bat Kokoschka, Alma zu porträtieren, und dabei schlug der Blitz ein. Oskar erzählt: »Nach dem Mittagessen führte sie mich in ein nahegelegenes Zimmer und spielte und sang mit großem Gefühl nur für mich, wie sie sagte, *Isoldes Liebestod.*« Und sie erinnert sich an dieselbe Episode so: »Plötzlich umarmte er mich mit Ungestüm. Diese Art Umarmung war mir neu ... ich erwiderte sie nicht.« Er trug einen verschlissenen Anzug und kaputte Schuhe. Oskar stürzte davon und schrieb in dem ersten von Hunderten von Briefen, er habe in ihr die beste und edelste von allen Frauen gefunden, die es bislang nur fertiggebracht hätten, daß er verrohte.

Er habe sich falsche Vorstellungen von ihr gemacht, kommentiert sie gelassen, räumte jedoch ein, die drei folgenden Jahre mit ihm seien ein einziger wilder Liebeskampf gewesen. »Zuvor habe ich nie so viele Qualen, solch eine Hölle, solch ein Paradies gekostet.« Zum ersten Mal ignorierte Alma die Konventionen der Zeit und lebte ihr Abenteuer mit dem jungen, talentierten, aber wegen seiner eher groben Stilmittel in der hohen Wiener Gesellschaft noch nicht willkommenen Maler. Auch in der Biographie, wie Kokoschka in seinen Erinnerungen sagte, ist Alma sehr gut darin, die Passagen ihrer beider Liebesbriefe, die sie für heikel hielt, zurechtzurücken, wegzulassen oder zu kürzen (aber sie bewahrte sie bis zu ihrem Tode auf).

Die Geschichte von Alma und Oskar kann in einzigartiger Weise mittels einer Reihe von Fächern »gelesen« werden, die er ihr schenkte und die im Museum für Kunst und Gewerbe in Hamburg aufbewahrt werden (außer einem, den Gropius aus Eifersucht zerbrach). Auf dem zweiten Fächer, so der

Kritiker Heinz Spielmann, habe das Feuer der Leidenschaft die Phasen der Liebesbeziehung so aufgemalt, wie der Künstler sie begreife. In der ersten Szene komme er zwischen Flammen hervor, während die Frau ihn mit einem Feuermantel bedecke; dann umarme sich das nackte Paar ohne Scham vor der Welt.

Auf dem »Der Künstler in Flammen« betitelten Exemplar befindet sich der Künstler in den Flammen, ein Kokoschka, der seiner Kräfte beraubt und vom Feuer eingehüllt ist, das sich in den Mantel der Frau umwandelt, natürlich Alma, die ihn stützt und flammendrote Haare hat. Sie ist Heil und Scheiterhaufen zugleich. Oskar schrieb ihr, sie verbrenne ihn auf schreckliche Weise. Und er schenkte ihr einen grellroten Morgenmantel, den sie aber geschmacklos fand und niemals trug.

Die Beziehung lastet schwer auf Alma. Sie treffen sich heimlich, er macht ihr nächtliche Besuche, im Hotel nehmen sie getrennte Zimmer, und zuletzt erwartet Alma ein Kind und treibt es trotz des Widerstandes ihres Geliebten ab. Das ist das Ende. Er fürchtet verlassen zu werden. Sie müsse ihm wieder Leben geben in der Nacht, wie einen Zaubertrank. Alma heiratete den Architekten Walther Gropius, und Oskar zog in den Krieg, entschlossen, den Tod zu suchen, was ihm aber aus reinem Zufall nicht gelang. Er wurde schwer verwundet, und in Wien traf die Nachricht ein, er sei gefallen. Alma stürzte in sein Atelier, dessen Schlüssel sie hatte, und nahm alle ihre Briefe an sich (etwas, was er ihr nie verzeihen sollte).

Auch für Gropius kommt der Augenblick des Verlassenwerdens: Alma verliebt sich in den Schriftsteller Franz Werfel, der sehr viel jünger ist als sie.

Oskar kann sie nicht vergessen, ja die Liebe zu Alma wird für ihn zur Besessenheit. Jahre sind vergangen, der Krieg neigt sich dem Ende zu, und er versinkt in einem krankhaften Spiel. Am 22. Juli des Jahres 1918 schreibt er aus dem Hotel Weißer Hirsch in Dresden an die Puppenmacherin Hermine Moos aus Stuttgart, die gerade in der Galerie Richter in Dresden einen Riesenerfolg mit einer Puppenausstellung hatte. Kokoschka überredet sie, eine lebensgroße Puppe herzustellen, eine Kopie von Alma (die Fräulein Moos gut kennt, weil sie ihre Schneiderin gewesen ist). Er erteilt ihr genaueste Anweisungen für die Haut, die Muskulatur, für den Mund, den sie öffnen können muß, sie soll zum Muster ein Bild von Rubens' Ehefrau nehmen, um dieses Hexenwerk auszuführen.

»Und vergessen Sie bitte nicht«, so schließt er, »bald an die Vorbereitung der Perücke (weich) zu denken, die nach meinem Dafürhalten vom Perückenmacher nicht auf die Schnelle gemacht werden darf, damit Sie sie organisch der Gesichtshaut und dem Flaum der Wangen anpassen können. Lassen Sie, bitte, die Haare in einem Ton färben, der eine Art Kastaniengold ist ...« Haare à la Alma Mahler. Die Puppe, so gibt er an, soll ein Alter zwischen fünfunddreißig und vierzig Jahren zeigen, Almas Alter. Am 20. November desselben Jahres schreibt er aus Berlin: »Nun wird es leichter sein, das notwendige Material zu finden, und in genügender Menge.« Damit meint Kokoschka das Kriegsende, und er fügt hinzu: »Und die Haare?« Am 10. Dezember äußert er die Hoffnung, daß sie nur nicht langschädelig wird, sondern den Kopf einer Katze hat. Er legt eine Skizze bei. Die behaarten Teile sollen nicht gestickt sein, er wünscht sich echte Haare, andernfalls werde, wenn er einmal eine nackte Gestalt male, diese nicht lebendig erscheinen ...

Am 15. Januar wird er von einer ungewöhnlichen Sorge erfaßt: Ob auch niemand anderer sie nackt sähe ... ob die Haare auch wirklich rotblond seien.

Das Finale ist vorhersehbar. Oskar hat die Puppe während ihrer Herstellung niemals sehen wollen, um so nur die abschließende Wirkung zu haben, nämlich zu vergessen, daß es sich um ein Objekt handelt, doch als er schließlich Fräulein Moos' Werk in Händen hat, ist er davon enttäuscht. Er schreibt ihr: »Ich bin restlos geschockt von Ihrer Puppe.« Die Gliedmaßen hängen wie Würstchen, und die Pfirsichhaut hat die Festigkeit von Stoff.

Fräulein Hermine war auf ihre Art eine geniale Handarbeiterin, aber gegen Almas »Zauber« hatte sie nichts ausrichten können.

Oskar bediente sich jedoch der Puppe, um sich auf seine Art an Alma zu rächen: Er ließ sich mit »jenem Monstrum« in Dresden sehen, im Theater und im Restaurant, bis er eines Abends ein Essen mit Freunden organisierte. Die Puppe wurde verhöhnt und schließlich aus dem Fenster in den Vorgarten geworfen. Ein Passant benachrichtigte die Polizei, daß man eine Frau ermordet hätte. Die herbeigeeilten Beamten fanden nur Fräulein Hermines Puppe, kaputt und besudelt. Ein Straßenkehrer nahm sie beim Morgengrauen mit.

Oskars Liebe zu Alma endete nicht im Müll. Dreißig Jahre später, im August 1949, schrieb er ihr zu ihrem siebzigsten Geburtstag: »Liebe Alma, Du bist immer noch das wilde Geschöpf genau wie damals, als Du für mich zum ersten Mal die Arie aus ›Tristan und Isolde‹ sangst ... bitte Deine Freunde, die Deine Geburtstagsfeier vorbereiten, Dich nicht an einen Dummkopf zu binden, einen Zufälligen, Vorübergehenden. Sag ihnen ... sie sollen einen Dichter finden ... der einen sechsten Sinn für die Sprache haben muß ... auf daß wir der Welt sagen können, was wir aus uns und gegen uns gemacht haben, und den Nachkommen die lebendige Botschaft unserer Liebe mitteilen. Seit dem Mittelalter hat es nichts Ähnliches gegeben, denn es ist niemals geschehen, daß zwei Liebende sich mit solcher Leidenschaft angezogen haben ... wir zwei werden immer auf der Bühne des Lebens sein ... niemand außer Deinem Geliebten, den Du einmal in Deine Mysterien eingeführt hast, ... hat die Spannung des Lebenskampfes kennengelernt. Schau Dich an und laß Deinen Geburtstag und die Depression, die die Trunkenheit hinterläßt, vorübergehen.« Es ist der Brief eines von seiner Hexe verzauberten Mannes, und für diese Art von Zaubereien ist nicht die Zeit. Jedes menschliche Wesen, sagte Alma, könne alles, müsse aber auch auf alles vorbereitet sein. Häufig ist der Scheiterhaufen der Preis.

Auch die dritte große Frau zwischen dem neunzehnten und

zwanzigsten Jahrhundert hatte rote Haare: Misia Sert, für einen Zeitraum von fünf Jahrzehnten im Mittelpunkt des Kunstlebens, Hauptfigur von Skandalen, Anregerin von Malern, Choreographen und Dichtern. Henri de Toulouse-Lautrec, der sich vergebens in sie verliebte, porträtierte sie für ein Titelblatt der *Revue Blanche* in Hermelin gehüllt und mit einem Katzenblick unter dem Hut aus grünen Federn.

Diaghilev suchte ihren Rat, Jean Cocteau war ihr Protegé und machte aus ihr die Hauptfigur von *Thomas l'Imposteur:* »In ihr war eine solch natürliche Schönheit der Seele, daß niemand sie ihr anmerkte.« Wie Lou Salomé war sie 1872 in Petersburg geboren (sie sagte 1882). Die Familie ihres Vaters, des Bildhauers Godebski, war polnisch, und ihre Ursprünge verloren sich erst um das Jahr 1000.

Wie Lou flieht auch Misia aus Moskau, geht nach London und heiratet den Milliardär Thedée Natanson. »Sie war eine verführerische Schönheit mit heiserer Stimme«, schreibt ihr Biograph Arthur Gold, »der katzenartige Kopf saß auf einem starken Hals, die Haare trug sie aufgerollt wie eine Brioche ...« Sie ist 21 Jahre alt, er 25, und er ist der Herausgeber der *Revue Blanche*, für die alle die großen Namen der Zeit schreiben. Misia, die sich später mit dem spanischen Maler José Maria Sert wiederverheiratet, ist die inspirierende Muse, zu der alle kommen, um einen Rat oder eine diskrete Hilfe zu erhalten. Proust sagte von ihr: »Sie ist ein historisches Denkmal.« Erik Satie bezeichnete sie jedoch als »eine Magierin« (immer wieder diese Bezeichnung, wenn man von Rothaarigen spricht). Neben Toulouse-Lautrec haben sie fast alle großen Künstler der Zeit porträtiert, von Renoir bis zu Bonnard und Félix Vallotton. Auf einem Bild Edouard Vuillards aus dem Jahr 1894 sitzt Misia in einem mit rotem Atlas tapezierten Salon am Klavier, aber auch in dieser Flut von Scharlach heben sich ihre Haare heißer als Feuer ab.

Ausgerechnet von Misia stammt die treffendste Beschreibung einer anderen wilden und die Konventionen mißachtenden Rothaarigen. »Die tolle Colette mit ihrem dreieckigen Gesicht und ihrer dünnen Wespentaille.« Und es ist einzigartig, daß auch die Autorin der skandalösen *Claudine*, zu Beginn nur wenig älter als zwanzig Jahre (sie war 1873 geboren und starb 1954), ihre ersten Werke hinter einem »männlichen Schild«, dem Pseudonym »Willy«, veröffentlichte, das gleichfalls von ihrem Mann Henri Gauthier-Villars benutzt wurde, dessen größtes Talent es war, einen Hof von »Negern« auszubeuten. Doch es gelang ihm nicht, Colette für immer als Gefangene zu halten. 1906 ließ sie sich scheiden (und man muß daran erinnern, daß man im Frankreich jener Tage nicht mehr als zweitausend Scheidungen im Jahr registrierte), richtete sich ihr Leben im Theater ein. Ihr Hin und Her zwischen dem Schauspielen und dem Ballett brachten ihr Lobeshymnen für ihre »katzenartigen« Bewegungen ein. Als »rote Katze« wurde sie von Normalbürgern beschimpft, die zunehmend davon überzeugt waren, sich der Verkörperung der Sünde selbst gegenüberzusehen, als ihr autobiographischer Roman *Die Vagabundin* erschien. Was konnte man anderes von einem Mädchen erwarten, das rotblonde Locken und einen Katzenkopf hatte?

Zwischen schnarchenden Katzen, Büchern, Zeitschriften und verschiedenen Nippsachen auf dem Bett sitzend, empfing Colette im Hotel Palais Royal in Paris einen gewissen Truman Capote, der wenig älter als zwanzig und sehr hübsch war: »Ein schlankes, waches Gesicht, gepudert wie das eines Clowns«, erinnert er sich an sie, »Mandelaugen, die wie bei einem Weimaraner Hund leuchteten und kholgerändert waren; Lippen, die trotz des beachtlichen Alters von einem zweideutigen, glänzenden und erregenden Rot waren, wie bei der Tänzerin einer Ballettruppe; und die roten oder schmutzigroten Haare, ein Rosarot, ein Spritzer von Locken.«

Und rot waren die Haare der Frau, die die Belle Époque verkörperte. »Dieses elektrisierende chimärenhafte Weibsbild hat neuerlich Paris erobert«, schrieb der Theaterkritiker Jules Lemaître über Sarah Bernhardt. Sie ist es gewesen, die das Starsystem erfand, indem sie mit kluger Geschicklichkeit Leben und Bühne vermischte und die eigene Persönlichkeit noch besser aufbaute als die Rollen, die sie im Theater verkörperte. Sie war die Verkörperung der Fin-de-siècle-Ästhetik, Symbol eines konformistischen, aber gleichzeitig konservativen Bürgertums, das die überlieferte Moral ablehnt, um sich wie eine freie Frau zu zeigen. »Die Objekt-Frau war niemals eine ihrer Rollen«, schrieb Jean-Pierre Camard. Im Gegenteil, sie liebte es, Männerkleidung zu tragen, und trug so ihrerseits dazu bei, das Urteil über die männerhaften Rothaarigen zu erhärten: Sie war Lorenzaccio und Hamlet, Zanetto in *Le Passant* von François Coppée und mit 56 Jahren, am 17. März 1900, eroberte sie noch einmal das Publikum ihrer Verehrer, als sie *L'Aiglon* verkörperte, den romantischen und unglücklichen Sohn Napoleons. Doch sie interpretierte auch die typischen Rollen einer Femme fatale: Sie war Sardous Cleopatra, Racines Phaedra, war Medea, Jeanne d'Arc und Lady Macbeth, Dalila von Octave Feuillet und, um zum Ende zu kommen, *Die Hexe*, ebenfalls von Sardou. Sie ist die Berma, die Schauspielerin mit dem doppeldeutigen, unwiderstehlichen Charme, von der Proust in *Auf der Suche nach der verlorenen Zeit* spricht. Als natürliche Tochter einer »demimondaine« wurde Sarah Bernhardt im Jahr 1844 geboren. Mit 18 Jahren hatte sie bereits beschlossen, »die Erste zu sein«, und prägte das berühmte Motto »Quand même«, das für alle Frauen mit rotblondem Haar gelten könnte. 1862 debütierte sie an der Comédie Française, und mehr als sechzig Jahre lang (sie starb 1923) beherrschte sie die Bühnen. In einer Mischung aus Kunst und Leben inspirierte sie, »um sich selbst zu erschaffen«, Gustave Moreau zu einer Salome, und so wurden Dichter, Maler und Schriftsteller zu ihren Werken inspiriert. L'Art nouveau, der französische Jugendstil, ist Sarah Bernhardt. Von den Plakaten von Mucha zu den Bildern der Präraffaeliten, von den Karikaturen Capiellos zu den Gedichten D'Annunzios, den Bildern Khnopffs oder denen eines Félicien Rops reicht Sarahs Mythos. Für drei Männergenerationen war sie die »unerreichbare Frau«, der Beweis dafür, daß jene mit Eros und Tod übergossenen, auf einer Leinwand festgehaltenen Träume im wirklichen Leben verkörpert werden konnten. Sie selbst liebte es zu malen und zu bildhauern und ließ sich ein Tintenfaß fertigen, das die Quintessenz von Kitsch und ein Indiz für die Vorstellung ist, die Sarah vom »Mythos Bernhardt« hatte: ihr Kopf zwischen zwei Fledermausflügeln. Sie ist der Vamp, der Vampir. Die Rothaarige, die von einer weitentfernten, unsterblichen und todbringenden Welt kommt.

Rothaarige in der Kunst

Warum ist die Madonna in einen blauen Schleier gehüllt? Blau ist eine transparente Farbe wie das Wasser, der Himmel, Kristall oder Diamant, es ist die immateriellste Farbe und die tiefste, in die der Beobachter eintauchen und entschwinden oder sich verlieren kann. »Nach Beobachtungen von Lacan und Julia Kristeva über die Wahrnehmung von Farben weist Delevoy unter anderem auf die Hypothese hin, daß diese Farbe, deren Lichtwellenlänge zu den niedrigsten gehört, die wir in der Kindheit wahrnehmen, noch bevor wir uns im Spiegel entdecken, mit einer negativen Anziehung zum Nichts hin belastet sein dürfte, eher also ein Zeichen als ein Symbol einer Art Nirwana« schreibt Volpi Orlandino in *L'arte della Citazione*. Aber auch für die alten Ägypter war Blau die Farbe der Wahrheit.

Und warum haben die Madonnen fast immer blonde Haare? »Gold ist die Farbe Gottes, die Farbe der absoluten Perfektion«, erklärt Eva di Stefano in *Il complesso di Salomè*. »Die Farbe des Jenseits, eigentlich eher eine Nicht-Farbe, wie Leon Battista Alberti behauptete. Vergoldet sind die Pharaonen und Buddha-Statuen, vergoldet der Hintergrund der byzantinischen Ikonen, eine Widerspiegelung des himmlischen Lichts.«

Also Madonnen mit blauen Schleiern und Goldhaaren, von den Fresken Giottos bis hin zu den Kitschbildern, die auf den Touristenmärkten der Place du Tertre oder der Piazza Navona verkauft werden? Aber für die realistischeren Künstler, die humaneren, hat die Madonna braune Haare, wie sie sie in Wirklichkeit gehabt haben dürfte und wie sie die Mütter unserer Maler des Mittelmeerraumes haben. Die Madonna als Mama, Hausfrau, Zartfühlende und Allmächtige. Die erste Erscheinung unseres Lebens, in Blau gehüllt, die Farbe, die den Menschen am Ende seiner Tage erwartet. Wie könnten rote Haare das göttliche Jesuskind streifen, den Leib Gottes mit der Farbe der Hölle entweihen? Rothaarige Madonnen sind sehr selten. Natürlich gibt es welche; doch recht besehen, sind es seltsame, andersartige und beunruhigende Madonnen.

Blonde Madonnen folglich aufgrund der Konvention, während sie aus Respekt vor der historischen Wahrheit brünett sein müßten, und auf der anderen Seite werden alle »bösen Frauen« des Alten und Neuen Testaments, die ebenfalls brünett sein müßten, mit verdächtiger Häufigkeit als von Kaskaden scharlachroter Haare verhüllt vorgestellt. Ein offensichtliches Zeichen des teuflischen Geistes, der sie befällt. Die Judiths, Salomes, diese Männermörderinnen – die erste in guter Absicht, die zweite aus reiner Zügellosigkeit, doch das ändert nichts am Ergebnis, den Kopf verlieren die Männer ebenso wie die Maler –, die Verführerin Dalila und, zum Ursprung zurückkehrend, Eva, die das Menschengeschlecht ruinierte, und, noch vor Eva, die schon zitierte Lilith, ein bißchen Hexe und ein bißchen Vampir, die sich mit Adam erfreut haben soll, bevor Jehova Sorge trug, diesem eine geeignetere Gefährtin zu erschaffen, allesamt haben sie rote Haare. Sie sind die Sünde und müssen auf den ersten Blick erkennbar sein. Die scharlachroten Haare haben dieselbe Funktion wie die leuchtenden Farben der giftigsten Schlangen: Warnen, Zeit zur Flucht geben. Wer ihrem Zauber erliegt, ist doppelt schuldig.

Um Einwürfe zu vermeiden, haben wir versucht, eine gewisse Anzahl rothaariger Madonnen zu registrieren (und es gibt offenkundigerweise noch mehr). Diese Madonnen enthüllen jedoch ihre besondere Natur auf den ersten Blick. Es hat nicht den Anschein, als wollten sie das heilige Kind schützen, wiegen oder verehren. Statt dessen werfen sie ihm einen Blick zu, der verführungsgeladen ist.

Alles klassische Flitterwerk der Madonnen-Ikonographie,

das die Maler anhäufen (und je mehr sie das tun, desto schuldiger fühlen sie sich), kann eine tiefe Krankhaftigkeit der Darstellung nicht ausmerzen. Diese Madonnen sind häufig nur die üblichen Modelle des Künstlers, ihre Geliebten, und wenn die Leidenschaft, die sie vereint, stark und etwas Besonderes ist, durchdringt sie das gesamte Werk, nur schwach getarnt, um den frommen Auftraggeber zu täuschen.

Denken wir an die *Maria mit dem Kinde* von Albrecht Dürer: Eine echte Rothaarige mit Rosenhaut, die sich kaum zur Bildung der durchscheinenden Lippen zu verdichten scheint, und die feuerfarbenen langen Locken, die gewunden bis auf den Arm des Kindes (ebenfalls rothaarig) fallen, welches ihr mit einem erwachsenen Blick antwortet und dessen kleiner Körper dennoch ganz ausgebildet ist. Es ist ein Liebespaar, keine Mutter mit ihrem Sohn. Oder *die Maria mit den Papageien* von Hans Baldung Grien, dem Meister der Krankhaftigkeit: Der Papagei versenkt seine Krallen in ihren ahornfarbenen Haaren und streckt mit obszöner Sinnlichkeit seinen Schnabel den Lippen der Madonna entgegen, während zu Füßen des Kindes ein anderer Vogel die Verführungsszene mit Satyraugen beobachtet.

Die Madonna von Lucas Cranach hält ihrem Sohn, den sie auf dem Arm hält, eine Traube hin, ein deutliches Sexualsymbol, während das Kind so erscheint, als sei es von ihren roten Haaren, mit denen es zu spielen sucht, angezogen, ja verhext. Und die *Madonna mit den Blumen* von Leonardo. Und die *Madonna mit der Rose* von Parmigianino in Dresden: Wenn man nicht den Titel hätte, könnte man sie mit Venus verwechseln, die Eros kitzelt.

Erinnern wir auch an *Die Heilige Familie* Procaccinis, die *Madonna von Alba* Raffaels, die *Heilige Familie* und die *Heilige Anna* El Grecos, die *Madonna und sechs Engel* von Lukas von Leiden sowie die *Maria* des Robert Campin in der Eremitage.

Natürlich sind bei den Niederländern die rothaarigen Madonnen häufiger: Es sind die Frauen, die sie im Hause haben, die Mütter ihrer Kinder, oder die Modelle, die ihnen im Atelier zur Verfügung stehen. Abgelenkt von der Gewohnheit, mit vom Alltag abgestumpften Sinnen scheinen sich diese Künstler nicht immer über die subtile Perversion Rechenschaft abzulegen, die sie in ihre Heiligen Familien einfließen lassen. Schaut die *Jungfrau des Kanzlers Rolin* von Jan van Eyck an, die *Verkündigung* von Rogier van der Weyden oder die *Geburt Christi* von Hans Multscher, die *Madonna im Rosengarten* von Stephan Lochner (dem wir auch eine rothaarige heilige Caterina in der Alten Pinakothek in München verdanken) oder die Madonna im Triptychon von Sankt Anna in Brüssel, die von Quentin Metsys mit wohlgefälliger Erotik gemalt wurde, nachdem er mit seinem Modell eine Liebesnacht verbracht oder davon geträumt hatte.

Auch die Präraffaeliten haben eine Vorliebe für Madonnen mit flammenden Haaren, doch es bedarf ganz schöner Anstrengung, um darin Madonnen zu erkennen: Derart sinnlich, beinahe pervers sind in Wirklichkeit diese bildschönen Hexen, die sie zu ihren Bildern inspirieren.

Betrachten wir, als ein Beispiel für alle, die Verkündigung von Dante Gabriel Rossetti, *Ecce Ancilla Domini*: Im Vordergrund reicht ein Engel einer rothaarigen Madonna, die sich auf ein Bett zur Wand hin zurückzieht und erschreckt ist, als habe man ihr soeben ein unanständiges Angebot gemacht, eine Lilie. Das Bild ist ein gänzlicher Triumph in Weiß, der Engel, das Bettuch, das Gewand der Madonna und die Lilie, und doch entströmt ihm das Gefühl stärkster Sinnlichkeit, die Verkündigung oder das Vorspiel zu einer Schändung? Lilith war nach Tradition der Rabbiner vor Eva Adams Frau, und sie war keine Frau, sondern ein Dämon, ein Vampir. Zweifellos fürchtete unser Urvater sie und liebte sie zugleich mit einer Leidenschaft, die er für die so prosaisch aus seiner Rippe geschaffene Gefährtin nie empfand. Dante Gabriel Rossetti porträtiert sie in *Lady Lilith* in dem Augenblick, da sie sich das dichte schwere Haar kämmt, eine Kaskade oder besser ein Vorhang, eine unüberwindliche Barriere, die sie vom Rest der Welt trennt, auch von uns. Wir werden diese erste Femme fatale nie besitzen können.

Eva ist im Grunde eine Mutter. Als Hausherrin im irdischen Paradies schafft sie es nicht zurechtzukommen, weil sie in dem Gesellschaftsspiel zwischen Gott, der Schlange und Adam, bei dem es um die Glückseligkeit des Menschengeschlechts geht, zwischen die Fronten gerät. Jahrhundertelang hatten Philosophen und Theologen Zweifel, daß sie und ihre Töchter eine Seele besäßen, eine Aberkennung, die Eva in gewisser Weise schuldig machte. Ein kleines Biest, dem Adam nicht hätte Gehör schenken dürfen.

Die Theologie hatte lange Zeit Einfluß auf die Malerei. Eva erschien als ein teuflisches Wesen in der Gewalt der Sinne und des Schicksals; niedergeschlagen und weinend verläßt sie an der Seite ihres Gefährten das irdische Paradies. Folglich wird sie in monotoner Weise als dumme Blondine dargestellt, zerbrechlich und inkompetent: ein Klischee, das sich ohne nennenswerte Abweichungen vom Alten Testament bis zu den lächerlichen Hollywood-Frauen der dreißiger Jahre hält. Eva ist die erste Blondine, die hirnlose Kurvenfrau, die die falsche Frucht pflückt und das Rührei anbrennen läßt.

Michelangelo rief, als er es wagte, auf den Fresken der Sixtinischen Kapelle Adam und Eva als gleichermaßen verantwortlich und schuldig auf dieselbe Stufe zu stellen, eine äußerst heftige Reaktion hervor und geriet in große Gefahr, der er nur dank der Hilfe seiner Gönner entging.

Die rothaarigen Evas sind nicht zahlreich und ganz verschieden von den blonden oder brünetten Evas. Sie symbolisieren eher die Versuchung als den Sündenfall selber, und sie sind die wirklichen Hauptdarstellerinnen des Bildes, vor der Schlange oder dem Apfel, ja, sie sind Apfel, Schlange und Weib gleichzeitig. Sie sind die Sünde, nicht aber der Grund dafür. Lilith und Eva zusammen. Wie bei jeder Frau. Auf einem Bild Hans Baldung Griens, das 1970 ans Licht kam, hält Eva stolz und herrisch den Schwanz der den Teufel beißenden Schlange fest gepackt, eine selbstsichere und machtbewußte Rothaarige. Sie fordert wie Don Giovanni die göttliche Macht heraus, um nicht auf Erkenntnis zu verzichten: Die Schlange wurde mit dem freiheitlichen Prinzip der Ophiten-Sekte identifiziert. Und es gibt in der Alten Pinakothek in München ein weiteres Eva-Bild von Hans Baldung Grien, oder besser das einer Frau, die Eva sein könnte: Sie zerquetscht den Kopf der Schlange und hält ein anderes Symbol in der Hand, einen Spiegel, in dem sie sich und ihre bis über die Hüften reichenden Haare betrachtet. Die Kritiker behaupteten lange Zeit, daß es eine Allegorie der Wahrheit oder, noch oberflächlicher, der Eitelkeit wäre, es ist jedoch, wie Hartlaub in *Zauber des Spiegels* (München 1951) gezeigt hat, eine Allegorie der Klugheit.

Auf Griens Bild finden wir, und das hat die Kritiker getäuscht (denn die Klugheit ist im Gegensatz zur Wahrheit gewöhnlich wohlbedeckt), die Symbole der Nacktheit, des Spiegels und der Schlange, die seit dem Altertum die Weisheit verkörperte: »Die Klugheit erspürt nicht nur die Gegenwart, sondern sie reflektiert auch Vergangenheit und Zukunft, indem sie sie wie in einem Spiegel erforscht«, schreibt Piero Valeriano. Dem Spiegel, den wir auf Klingers berühmter Radierung *Eva und die Zukunft* oder in Klimts *Nuda Veritas* wiederfinden. Welche Frau kann besser als eine Rothaarige die Weisheit, die Erforscherin des Geheimnisvollen, symbolisieren? Doch die Frau, die wissend ist, ist wiederum »eine Hexe«, und jenseits der Intentionen von Baldung Grien hat die Haarfarbe dieser Eva oder Nicht-Eva die Betrachter für Jahrhunderte in die Irre geführt.

Aus den vielen Beispielen möchte ich Palma di Vecchios Eva anführen, die im Museum von Braunschweig hängt. Sie hat einen intelligenten Blick und betrachtet mit überlegenem Mitgefühl einen ziemlich niedergeschlagenen Adam. Rubens' Eva prunkt auf ihren Lenden mit einem Blatt, das nach der neuesten Mode zugeschnitten ist, und scheint mit Adam in eine Unterhaltung über das Vorgefallene vertieft zu sein.

In dem Bild *Adam und Eva finden den Körper Abels* von Jean Jacques Henner ist Evas Haar dunkelmahagonirot *wie* das Blut des Jünglings. Es fließt ihr bis auf die Lenden wie eine Fortsetzung des Sündenfalles, indirekt am Verbrechen mitschuldig. Trotz allem kann diese Eva gar nicht anders als verführerisch sein: Sie ist die wollüstige, weil gequälte Hauptfigur eines *fait divers*, einer Bibelepisode, die einer Begebenheit aus der Skandalseite gleichkommt.

Vielleicht ist der Sprung von dem dämonischen Grien des sechzehnten Jahrhunderts in unsere Tage zu abrupt, aber der Vergleich zwischen seiner Eva und der Lorenzo Alessandris ist immerhin lustig: Die Schlange wird zu einem durch plastikartige Knochen stilisierten Skelett mit menschlichem, mephistophelischem Bart.

Adam oder der Dämon mit dem Aussehen eines Katasterbeamten? Eva ist ein Mädchen unserer Tage in schwarzen Strümpfen: Mit der Linken greift sie zerstreut nach dem Apfel und scheint im Begriff, die Schlange zu küssen. An ihrer Nabelschnur, scharlachrot wie ihre Haare, die sich vom Nabel aus im Leeren verliert, hängt ein Neugeborenes oder vielleicht ein Fötus.

Die Eva Lévy-Dhurmers hat dagegen rote Haare und scheint mit der kleinen Schlange zu spielen. Ohne Angst und mit der Eleganz einer Dame aus der High-Society flirtet sie mit ihr. Ebenso wie, um zum Ende zu kommen, die 1969 von Richard Lindner gemalte Eva: Der Apfel ist eine zweitrangige Besonderheit an ihrer Seite, während sich die Schlange, in psychedelischen Farben gemalt, dem Busen der Frau nähert. Von Adam keine Spur, und diese faszinierende und herrische Rothaarige scheint davon überzeugt, mit der Göttlichkeit spielen zu können.

Judith, Salome, Messalina, Dalila, Kleopatra, Lulu, Helena von Troja, Medea und auch die Sphinx, diese großen Männermörderinnen, haben natürlich immer rote Haare, scharlachrot wie das Blut, das sie vergießen. »... Und Salome kommt in den niedrigen heißen Saal / zu schütteln die Sünde ihres dichten Haares ... / um die Köpfe und Herzen der Männer zu bekommen, / liebliche Herrin über Liebe und Tod«, singt Albert Samain (*Il viale solitono*, Die einsame Allee, 1893). Und ein Echo bietet ihm Villiers de l'Isle-Adam in *Grausame Geschichten* mit Judith: »Ich bewunderte jene Frau mit den gesenkten Lidern / grausame Sphinx, schlimmer Traum, uralte Verzweiflung ...« Was macht es da schon, daß erstere aus einer sinnlichen Laune heraus den Kopf Johannes des Täufers verlangt und die zweite sich Holofernes hingibt, um ihre Stadt zu retten? Beide haben mit ihrem Sex die Männer getäuscht. Der Liebesakt hat sie das Leben gekostet.

»Vor langer Zeit, als alle Frauen Mörderinnen waren«, sagt Rojack, die Hauptfigur in *Der Alpdruck* von Norman Mailer, und ein englisches Sprichwort warnt: »Die Frauen waren einmal so gefährlich, daß man ihnen die Füße zusammenbinden mußte.« Die Femme fatale tut nichts anderes als dieses alte maskuline Gespenst zu verkörpern: Die Liebe ist Übertretung, ist Sünde, man bezahlt mit dem Leben und ewiger Verdammnis.« »Ich werde dich schreckliche Dinge lehren ... göttliche Dinge ... du wirst endlich wissen, was Liebe ist! ... Ich verspreche dir, daß du mit mir in den Abgrund des Geheimnisses der Liebe hinabsteigen wirst ... und den des Todes!« So sagte die Frau in Mirbeaus *Garten der Qualen*.

Lovis Corinths Salome streift mit ihrem Busen das bluttriefende Haupt des Täufers, eher einer reifen, selbstbewußten Dame ähnlich, wie es sie in Paris oder Wien gibt, als der jungen Frau aus der Bibel. Wie viele Köpfe rollen jeden Abend in jedem Salon? Die Salome Munchs ist eine scharlachrote, gefräßige Schmarotzerin. Die Salome Tizians hat goldrotes Haar und hebt das Tablett mit ihrer makabren Trophäe wie in Erwartung eines Applauses in die Höhe.

Giorgiones Judith hat von zwei honigfarbenen Bändern züchtig zusammengebundenes Haar und betrachtet das Haupt des Holofernes zu ihren Füßen ohne das geringste Zeichen von Mitleid. Mit ihrem Betrug hat sie Betulia vor der Belagerung durch die Assyrer gerettet, aber ihre Mitbürger werden es ihr nicht danken: Wie kann man einer derartigen Frau vertrauen? Und sie werden sie in die Verbannung schicken. Auch für Caravaggio gibt es keinerlei Zweifel, und er malt ihr Haar in einem schönen blassen Kupferton.

»... es ist immer wieder Salome, die unversöhnlich auf den kostbaren Bildern Moreaus tanzt, auf den Seiten Huysmans' und in der gewundenen Linie der Zeichnungen Beardsleys«, schreibt Eva di Stefano in *Il complesso di Salomè* (Der Salome-Komplex), »während die mitleidsvolle biblische Heroine Judith sich auf der Leinwand Stucks in ein dämonisches Weibsbild verwandelt, das nach der Liebe lächelnd tötet; mit dem abwesenden Blick der Sphinx und bleichen Vampirlippen wird sie auf den Bildern Khnopffs erscheinen, als gewissenlose Spenderin lasterhafter Liebkosungen auf den Bildern von De Feure, als spöttischer Alptraum, dem der Mann ausweglos unterliegt, in den dramatischen Visionen Munchs oder den zügellosen Stichen von Rops, als verängstigte Epiphanie der Sünde auf den Zeichnungen Kubins; sie ist eine Kreatur, die wie Proserpina zum unterirdischen Reich des Todes gehört, so auf den Bildern der Präraffaeliten; für Rodin ist sie ein Idol des Verlangens, vor dem der Mann in Ketten liegt; sie ist das Abbild der erotischen Überlegenheit, die natürliche Beherrscherin, die für Klimt als einzige in ihrem Geschlecht das Geheimnis von Leben und Tod besitzt.«

Salome und Judith, wie die Madonna semitischer Herkunft, müßten brünett sein, und brünett müßte Messalina sein, ebenso wie die Verführerinnen Dalila, Bathseba und Susanna. Aber sie werden unweigerlich mit rotblondem Haar ausgestattet. Und rotem, wie sie Gustave Moreaus *Helena vor den Mauern Trojas* hat, mit grünen, starren Augen und juwelenbedeckten Haaren, zugleich ein Symbol der Schönheit und des Todes. Und rothaarig ist auch seine Susanna, die von den Greisen begehrt wird (sollten sie etwa unschuldig gewesen sein?), und rothaarig ist Rembrandts Bathseba. Die Männer sind zustimmende, ungeduldige Opfer. Sie wissen genau, was der Preis ist, den sie für einen Augenblick an der Seite dieser Geschöpfe werden bezahlen müssen: »Frauen, wir verachten und vergöttern euch«, sang vor einem Jahrhundert Albert Samain, ohne Zweifel ein Rhetoriker, aber ein bewußter. Wir könnten Salome und ihre Genossinnen jeder Ruchlosigkeit bezichtigen, aber nicht, daß sie uns nicht gewarnt hätten. Sogar mit den Haaren.

Venus entsteigt dem Meer mit flammendem Haar, gleich einer Feuerwoge, mit perlmuttfarbenem Körper, schaumumgeben, so rosenfarbig, so lächelnd, so sehnsüchtig, daß sie die untergehende Sonne zum Erröten bringt. Eine Venus, die zu einer sofortigen Umarmung in den Fluten einlädt. Ein Triumph der Erotik. Es ist nicht die Venus Botticellis, wenngleich auch sie bei genauerem Hinsehen kupferne Schimmer in den langen Haaren hat, sondern die von Henri Gervex, über die sich sogar Gauguin aufregte: »Alle diese Venusbilder, die man in den Salons hängen hat«, protestierte er, »sind schamlos, hassenswert in ihrer Schlüpfrigkeit.« Obszön oder nicht, Gervex wurde dank seines sinnlichen Talentes Mitglied der Académie des Beaux-Arts und Ritter der Ehrenlegion. Als ein Mann, der die Frauen liebt, war er natürlich großzügig, und ihm verdankt es Claude Monet, daß er auf dem Salon zugelassen wurde.

Für die Künstler muß der Olymp von rotblonden Haaren nur so gestrotzt haben. Rothaarig war Venus nicht nur für Gervex. Die gleichen Haare hat die Venus Lovis Corinths (1896) sowie die von Bouguereau, Henri Lehmann und A. Cabanel, mit dem schneeweißen Schaum, der aus den Lokken zu sprudeln scheint, und auch Böcklins berühmte Venus, die im Hessischen Landesmuseum Darmstadt hängt, ganz zu schweigen von der Tizians. Böcklin stattet seine Najaden immer mit roten Haaren aus, die deren Körper in den Wogen wie blutige Algen bedecken. Rothaarig sind die Mänaden, die auf dem Bild von Smithers mit den Tritonen spielen, ihre rosige Hautfarbe kontrastiert deutlich mit den Eisschuppen, oder die rothaarigen Najaden Boutibonnes in *Danse de la mer* und die Sirenen Charles Edouards mit den schweren Formen, wie es die Mode des Zweiten Kaiserreiches will, oder jene weiblichen »Hippies«, die Guttuso für das Theater von Messina malte.

Die Tantaliden von F. H. Lucas weisen alle Rottöne auf, vom Kupferblond des an eine Mauer gelehnten Modells über das rotglühende Knäuel der dichten lockigen Haare ihrer frecheren und selbstbewußteren Gefährtin, die den Arm hebt, um ihren Busen zu zeigen, bis zu den rotblonden Locken der dritten, romantischeren Tantalustochter mit den blumendurchwirkten, über dem Haupt zusammengesteckten Haaren. Die Galatea Jean-Léon Gérômes erscheint wie eine Marmorstatue, die Pygmalion umarmt und ganz allmählich zum Hals hin einen Rosaton annimmt, die Haare zu einem Knoten in dunklem Kupferton gebunden. Auf einem mehrfarbigen Holzpaneel von G. Lacombe im Pariser Musée d'Orsay hat Isis rostfarbenes Haar, und aus den Brüsten sprudeln ihr zwei Rinnsale scharlachroter Milch.

Frederick Leightons *Psyche* hat Haare von einem warmen Apfelrot, wie eine leuchtende Krone über dem Kopf hochgebunden, und man versteht, warum Merkur sie von der Erde raubt und im Hause der Götter unterbringt. Psyche wird Ambrosia trinken und unsterblich werden, um die rothaarigen Gefährtinnen unter den Sterblichen zu schützen. Und rotblond ist auch häufig Leda im Griff des Schwans. Eines der erotischsten Bilder ist zweifellos das von Heinrich Lossow, das sich in der Städtischen Kunstsammlung in München befindet: Am Rande eines kleinen Sees beugt Leda sich rückwärts, den Kopf nach hinten geneigt, die Haare, rot wie Ahornblätter im Herbst, sind mit Perlen durchsetzt. Der Schwan, also Zeus, steht über ihr, und Leda hat im Orgasmus ein violettes Gesicht, verliert aber nicht die Beherrschung und führt als triumphierende Herrin den Kopf des Schwans. Was vermag Zeus schon in den Fängen einer Rothaarigen?

Rothaarig sind die Kastaliden, die Wächterinnen der Quelle Kastalia am Parnaß, nach Adolfo de Carolis: Die Brust stark und groß, die Zither fest in der Faust wie eine Waffe, die Haare eine rötliche Kaskade bis zur Taille. Ihr Name rührt her von einem Mädchen aus Delphi, das sich, um vor Apoll zu flüchten, in eine Quelle stürzte und von da an zur Anregerin von Dichtern und Schriftstellern wurde. Und eine von Moreau gemalte gigantische Sirene liebkost in der Grotte einen gebrechlichen, winzig kleinen Dichter zu ihren Füßen, der von ihrem langen, leuchtendroten Haar gestreift wird.

Rothaarig ist die Danae Klimts und ebenso die L. Comerres, mahagonirot ist Giovanni Costas Nymphe, die ihr Haar gleichsam in zwei Vampirflügel teilt, die Geste, durch die später Theda Bara berühmt wurde. Böcklins Flora trägt ihre rotblond gelockten Haare hochgesteckt, eine keusche Frisur, die von der dunklen Falte ihres Mundes Lügen gestraft wird. Für Böcklin kann auch Kalypso Odysseus dank ihrer roten Haare hinhalten: Er ist nur ein gedankenverlorener Schatten im Gegenlicht auf den Felsen, während sie, ausgestreckt auf einem scharlachroten Tuch, ihn sicher am Eingang der Grotte überwacht; vor dem Dunkel der Höhle leuchtet das Haar wie ein Lagerfeuer.

Und schließlich die Sphinx: Moreau zeigt sie uns mit ihren Krallen, die Ödipus' Brust umklammern, und mit bedrohlich schlagenden Flügeln, doch der Blick ist lieblich und betörend, fast wie bei einer Kokotte, und die Haare funkeln rot und golden. Auch bei Fernand Khnopff ist der Sphinx nach Zärtlichkeiten zumute: Der Jaguarkörper mit dem glänzenden gefleckten Fell und das Gesicht, das sich Wange an Wange an dem des Ödipus reibt. Übertriebene Herzlichkeiten, die er, noch unwissend und voller Selbstvertrauen, teuer bezahlen wird, wie wir wissen. Und ihre Haare sind zu einer ordentlichen Frisur wie bei einer untadeligen Dame aufgemacht. Aber rot. »Who shall deliver me?« fragt sich eben dieser Khnopff, mehr resignierend als verzweifelt, in einem anderen berühmten Bild: »Wer wird mich befreien?« Die rätselhafte Gestalt hat einen milchigen, unfaßlichen Blick, und auf der Brust prunkt eine beunruhigende Brosche, die von einem Blau ist, in dem man ohne Ende versinken möchte. Die Haare sind fein und blutigrot wie eine ganz feine, mit Duftstoffen imprägnierte Wolke, die dem Vergessen dient. Wer wird uns je von den Alpträumen befreien, die wir lieben? Diese symbolischen Gestalten müßten die täglichen Ängste des Mannes austreiben, die Angst, die er dem Mysterium Frau gegenüber empfindet. Rothaarig die weiblichen Gestalten des Mythos, und rothaarig die »üblen Subjekte« der Wirklichkeit.

Sünderinnen, Prostituierte, entartete Mütter, Verräterinnen, Diebinnen und Kurtisanen, Odalisken und Dompteusen sind wie in einem Handbuch Lombrosos, das von großen Künstlern »illustriert« ist, leicht zu erkennen. Sie haben allesamt scharlachrote, zerzauste Haare, mit Ausnahme von Magdalena, die unweigerlich blond ist. Denn wie könnte sie die Füße Jesu mit Haaren trocknen, die die Farbe der Sünde haben? (Es gibt immer ein paar Ausnahmen: Wir nennen hier die sogenannte Magdalena Wrightsman, 1653 von George de la Tour gemalt, die im Metropolitan Museum of Art in New York hängt, mit mahagoniroten Haaren, eine beunruhigende Frau, die vor einem Leuchter und einem Totenschädel sitzt, sowie die Maddalena Francesco Ubertinis, genannt Il Bachiacca [1530], im verführerischen Hermelin, die man in der Galleria Palatina in Florenz bewundern kann.) Rothaarig ist Charlotte Corday, die auf einem Bild Edvard Munchs von 1907 Marat ermordet, auch auf einem Aquarell des zeitgenössischen Deutschen Michael Mathias Prechtl trägt sie diese Haarfarbe. Rotblond ist die Melisande von Marianne Stockes, die am Ufer eines kleinen Baches vornübergebeugt die Krone zu ihren Füßen betrachtet (Melisande bestieg 1143 den Thron Jerusalems als Regentin ihres minderjährigen Sohnes Balduin III. und zog sich 1152 von der Regierung zurück).

Rothaarig ist die Eitelkeit für Giovanni Segantini: Auf einem Gemälde des Jahres 1897 mit dem Titel *Der Quell des Bösen* streicht sich ein nacktes Mädchen die Kaskade von Tizianhaaren aus dem Gesicht, im trüben Wasser sein Spiegelbild zu betrachten, doch auf der Wasserfläche erscheint ein schrecklicher Drache, das Symbol ihrer Sünde, auch wenn es ihn ahnungslos nicht zu bemerken scheint. Und es ist ebenfalls Segantini, der zum Lob der Mutterliebe in *Der Engel des Lebens* eine hellblonde, junge Frau mit einem kleinen Kind im Arm porträtiert, das gleichfalls blondgelockt ist. Auf dem Bild *Die bösen Mütter* zeigt er uns hingegen die prachtliebenden und kindermordenden Frauen, die, an blutigen Haaren an einem knorrigen, nackten Baum aufgehängt, im Leeren schweben. Und heftig rothaarig sind allesamt *Die betrunkenen Hausfrauen*, gemalt von Giuseppe Migneco, sowie die Bacchantinnen, die auf Emil Noldes Bild um das Goldene Kalb tanzen. In *Drei Dirnen auf der Straße* malt Otto Dix im Jahr 1925 zwei häßliche Blondinen und zwischen ihnen eine

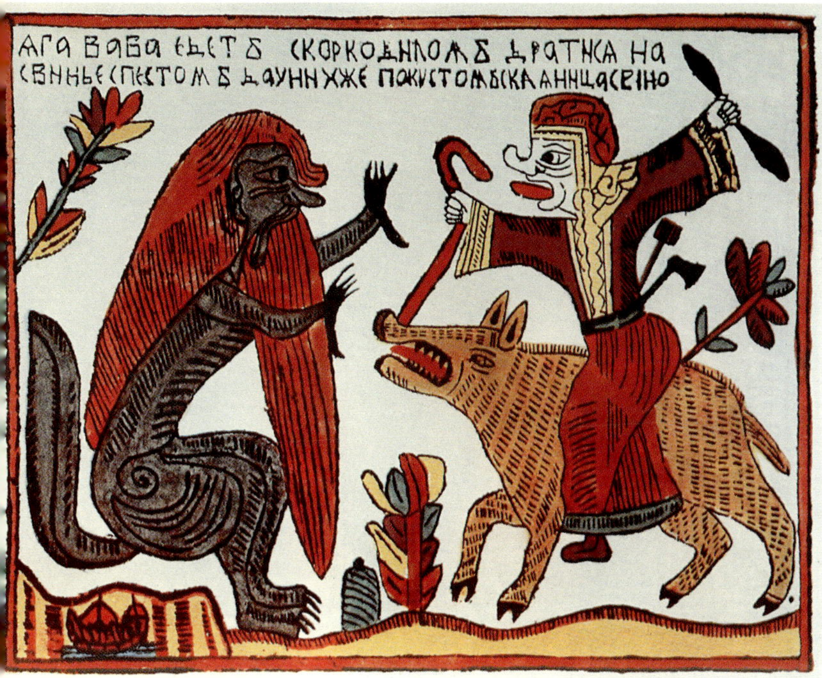

Auf einem Schwein reitende Hexe.
Kolorierter Holzschnitt aus dem Lubok-Bilderbogen, Rußland, 18. Jh.

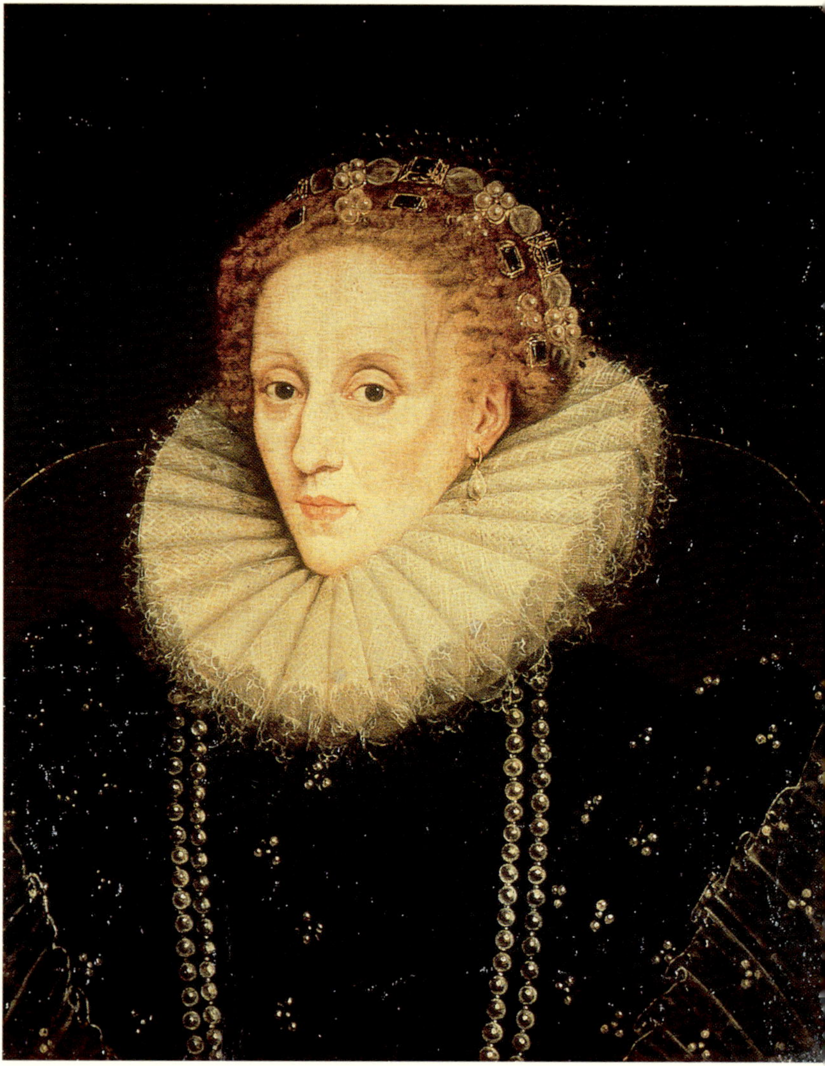

Elisabeth I., Königin von England.
Porträt von Marcus Geeraerts d.J., 1588.

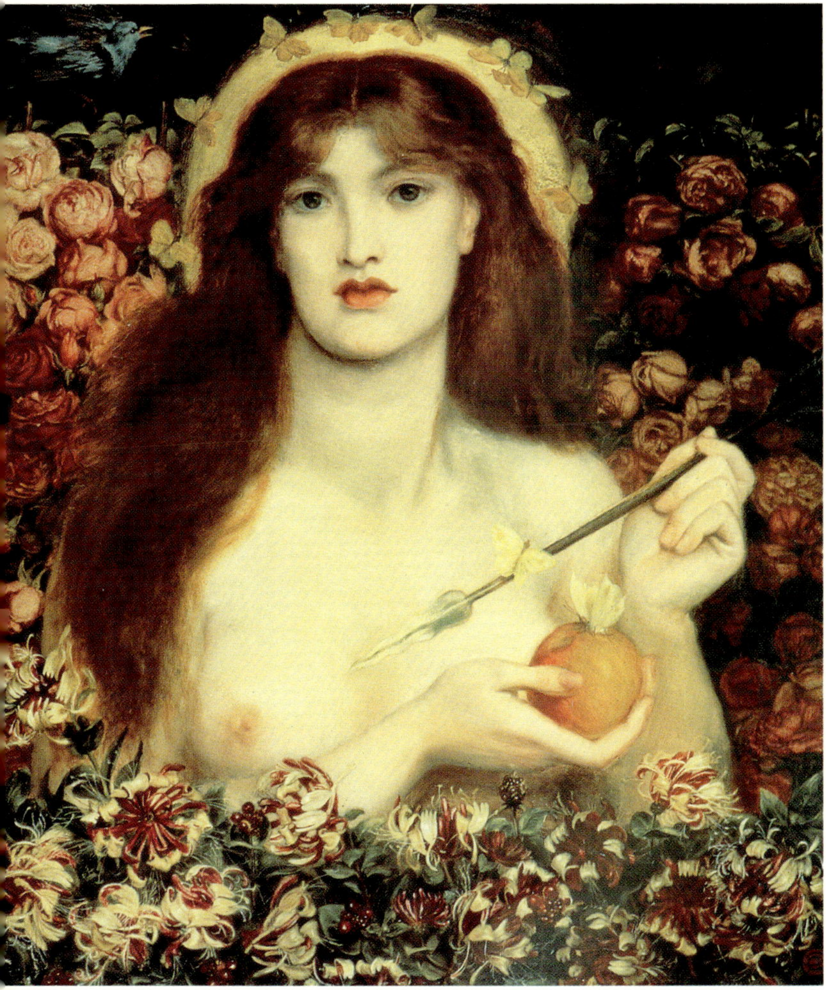

Venus Verticordia von Dante Gabriel Rossetti, 1864–68.

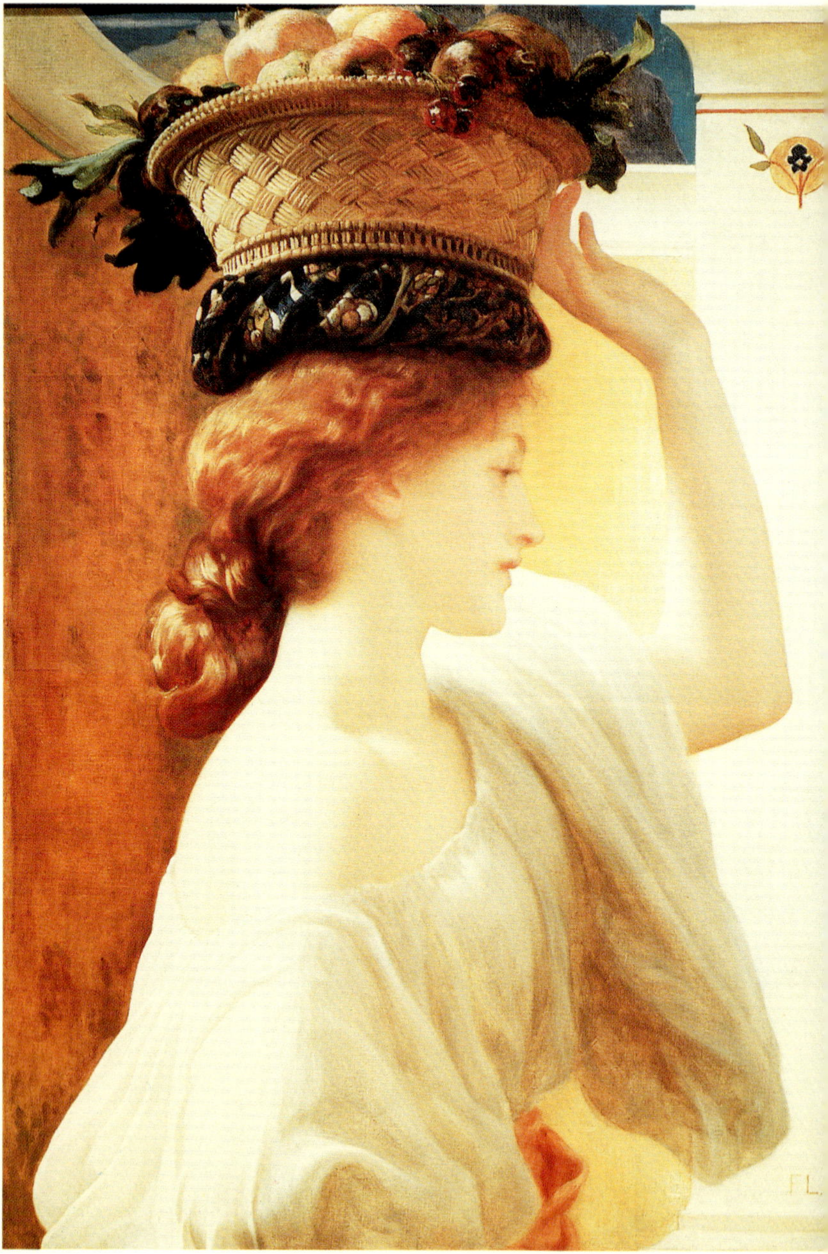

A Girl with a Basket of Fruit von Frederic Leighton, 1862/63.

triumphierende Rothaarige vor einer Vitrine: auf dem Kristall ein kleiner Schuh mit hohem Absatz und die Buchstaben RM, Reichsmark; sie, die Rothaarige, regiert über die Welt, das Geld und den Sex. Aus derselben Zeit stammt *Lotte Mandl* von Kokoschka, der harte, intensive Blick einer Frau, die weiß, was zum Überleben in harten Zeiten notwendig ist. Eine Rothaarige trinkt Champagner und tanzt in der Mitte des Bildes *Die Stadt*, ebenfalls von Otto Dix, einem Symbol der Perversion der berüchtigten zwanziger Jahre in Deutschland.

Um den Verlust der Jungfräulichkeit zu symbolisieren, bedient Max Ernst sich in *Das Brautkleid* einer weiblichen Gestalt mit rotblonden Haaren, eingehüllt in einen Mantel scharlachroter Federn, das Gesicht bedeckt von einem Uhukopf. Noch einmal wird der Zusammenhang zwischen roten Haaren und dem weiblichen Blut, Geheimnis der Geburt, unterstrichen. Ähnlich dem Bild Ernsts ist das Gemälde von Leonor Fini, einer Malerin mit einer Vorliebe für Rothaarige, *Figures on a terrace*: Ein Mann sitzt ruhig da, während auf der Terrasse zwei Frauen mit blutigroten Haaren wie Erinnyen vortreten, und im Hintergrund erscheint eine dritte Gefährtin.

Die Ehebrecherin (Allegorie eines Martyriums) von J.B. Crema ist auf einem von Schädeln umgebenen Baumstumpf hingestreckt, die roten Haare sind eine Kaskade von Blut, Ankündigung (oder Ursache?) des Schicksals, das ihr bevorsteht, und sie erwartet gleichsam beglückt den Raubvogel, der sich alsbald auf ihren dargebotenen Unterleib stürzen wird: Die Lüste der Rothaarigen sind unvorhersehbar und pervers. Und auch die Sklavinnen werden »böse«, wenn sie rote Haare haben, so wie jene bekannte, die von Lecomte du Nouÿ im Harem überrascht wird: man sieht, daß sie unabhängig ist, daß kein Sultan sie wird bändigen können, und sie zieht ungestört an der langen Zigarettenspitze; die Haare sind von einem dunklen Kupferton, und ein junger Neger betrachtet sie verschüchtert und in seiner Begierde enttäuscht. Auch die Schiffbrüchige von *Das Wrack* von J. Garnier ist, ausgestreckt auf den Klippen, von wilden Negern und Schwachköpfen umgeben: Ist etwa jenes Wesen mit den Haaren, die sich flammend und verworren erheben, wirklich nur eine Frau? Ist sie die Beute, oder wird sie sie gleich anspringen und zerfleischen? Die *Abbaydé* Cabanels, die roten Haare wie zwei lange Zierbänder, die Blumen in der Hand, den Busen halb bedeckt, oder die Salammbô von Tanoux, das lasterhafte, triumphierende kleine Mädchen, gehören zu derselben Rasse von Katzen-Frauen, bereit zu zerfleischen, sich an Liebe und Blut zu weiden, wie die rothaarige Marion auf dem Bild *Rolla* von Henri Gervex, die rücklings verlassen auf dem großen Bett liegt, während ihr Liebhaber vor dem Fenster steht und sie angstvoll anschaut (ein Bild, das den gleichen Skandal entfachte wie Manets *Frühstück im Grünen* und zum Kunstsalon des Jahres 1878 nicht zugelassen wurde).

Der Franzose Clovis Trouille, surrealismusgetränkt und vor allem bekannt als einer der Meister der modernen Erotik, malt im Jahr 1944 den *Zauberer*, berühmt, weil die Odaliske, die uns auf der linken Seite liegend den Rücken zuwendet, für die Plakate des Musicals *Oh, Calcutta!* (oh, quel cul t'as) abgedruckt wird, aber die Hauptfigur des Bildes, verführerischer, wenngleich mit weniger schönem Hinterteil, ist eine Odaliske, auf die der Zauberer mit seinem Stab weist, eine Rothaarige mit gebundenem Haar, mit einem Stern in den Haaren, die violett reflektieren, mit zwei schwarzen Panthern um sie herum, während eine andere Rothaarige mit kupfernen Reflexen und einer um die Hüften gewundenen Schlange und einer Scham, die von ganz vielen scharlachroten kleinen Schlangen gebildet scheint, im Vordergrund die Szene beobachtet.

Henk Panders Rothaarige hat lockige Haare wie Feuerbrände, die bis oberhalb der zwischen den weit geöffneten Pelzzipfeln zu sehenden Brustwarzen reichen: An einer Leine hält sie einen Tiger und einen Hund, die sie mit ihren geheimnisvollen blauen Augen beherrscht. Sie kennt das Geheimnis, die wilden Tiere in der Hand zu haben, weil sie selbst eines ist.

Und zu guter Letzt noch zwei weitere Dompteusen, die erste von Richard Lindner, einem in den Vereinigten Staaten lebenden Hamburger Maler: Sie hat beinahe erdbeerfarbenes Haar, trägt Korsett und Strumpfhalter, und der Löwe zu ihren Füßen erscheint sehr viel beruhigender als sie. Die zweite stammt von dem Japaner Foujita; auch sie ist in schwarzen Strümpfen und Haltern, in zärtlicher Umarmung mit dem Löwen, und ihre Haare und die Mähne münden in einer einzigen rotblonden Masse.

Große Verachtung rothaariger Frauen in der pornographischen Schundliteratur, von der viktorianischen Ära bis fast in unsere Tage, da die eisige Präzision der Videokassetten die Stiche und Aquarelle verdrängt hat, die unter dem Ladentisch der Pariser Bouquinisten durchgingen oder von den Berliner oder Wiener Buchhändlern, ein jeder mit einer anderen Spezialität, für Liebhaber-Kunden im Hinterzimmer gehütet wurden.

Man ging in London auf die Suche nach Drucken, die dem »schlichten« Talent von Gouvernanten in schwarzen Strümpfen gewidmet waren, die, *right or wrong*, die Sprößlinge der *upper class* dazu abrichteten, für Vaterland und Königin zu sterben. In Paris war die erotische Kunst heiterer und phantasievoller, und die einzige Sorge der fast immer anonymen Künstler war, die größtmögliche Zahl von Subjekten, die in lustvoller und akrobatischer Beziehung zueinander standen, auf dem Bild unterzubringen.

Die Ungarn, wie z.B. Mihály Zichy, und die Tschechoslowaken hatten eine Schwäche für die üppigen Modelle »à la Fellini«, die Österreicher waren Meister auf dem Gebiet der Wäsche, die sie mit manischer Genauigkeit in jedem Detail und jeder Volute wiedergaben, wie auf einer wissenschaftlichen Bildtafel über Käfer. In Berlin stritt man sich um die mythologischen Darstellungen eines Arthur Fischer, der darin schwelgte, die Liebschaften geneigter Nymphen ohne zu viele Zweige oder Schleier darzustellen, nachdem er die Aufträge Kaiser Wilhelms II. und seines Hofes in teutonischem Geist ausgeführt hatte. Er war nicht der einzige. Ferdinand Leeke, Spezialist für Sirenen, oder Martin Maele, Oskar Michaelis oder Georg Stein verstanden es, zwischen Schamhaftigkeit und Lüsternheit zu wechseln, ganz nach der Inspiration oder den ökonomischen Notwendigkeiten: Bilder für die Akademie und für das Boudoir. Im übrigen haben alle großen Maler, von Delacroix bis Ingres und von Klinger über Kokoschka bis Klimt, um nur die ersten anzuführen, die mir in den Sinn kommen, unter einem Pseudonym oder ohne Signatur Werke geschaffen, die mitunter sogar von renommierten Bordellen zurückgewiesen wurden, aus Angst, eine Kundschaft mit letztlich allzu bürgerlichem Geschmack zu verlieren.

Andere wiederum machten aus der Erotik geradezu eine Phase ihres künstlerischen Schaffens, wie ein Franz von Bayros oder Aubrey Beardsley, die mit mehr oder weniger Glück von einem ganzen Schwarm von Künstlern nachgeahmt wurden, die immer das Gleichgewicht zwischen offensichtlicher Pornographie und einem unfreiwilligen, zufälligen und deshalb noch anregenderen künstlerischen Schauder hielten, wie Warren Louis, Richard Bormeister, Jean Charles Gervaise de Latouche oder Gerhard Brause.

Von der besseren Gesellschaft verbannt, verschwindet der Sex von Drucken und Aquarellen und von den Stichen für die Klassiker der erotischen Literatur, um überall mit monotoner Besessenheit benutzt zu werden: von Korkenziehern bis zum Dresdner Porzellan, um Tabaksdosen und Zigarettenetuis Anmut zu verleihen, bis zum Muranoglas oder kostbaren emaillierten Wiener Bronzen, Hauptwerken des Erfindungsreichtums, bei denen sich Blusen öffnen und Röcke heben, um die geheimen Schätze zu enthüllen.

Wie dem auch sei – die *nurses* mit den flinken Händen, die Wiener Amazonen, die mit der Peitsche in der Hand Sacher-Masoch wie ein Zirkuspony hüpfen ließen, die üppigen Pragerinnen, die Zimmermädchen mit Passy-Häubchen (und sonst nichts), die Modelle ohne Komplexe für die mythologischen Bildchen, sie haben fast immer rote, ja scharlachrote Haare; Haar und Sex: zwei in seinem unmißverständlichen Verhältnis vereinte Makel.

Freilich sind auch Blondinen und Brünette Verführerinnen

und Sünderinnen, doch je trüber, zweideutiger und krankhafter das Bild wird, desto feurigere Nuancen nehmen die Haare an. Blond und Braun für die Sünde, die es abzuwaschen gilt, mit Kölnisch Wasser oder mit der Beichte. Rot ist die Ausschweifung, rot ist die unweigerliche Verdammnis. Aber die künstlerischen Phantasien scheinen sich mitunter in eine beunruhigende Wirklichkeit umzuwandeln, und die Leinwand wird zu einem Höllentor.

Wer waren Elisabeth und Fanny, Jane und Alexa, Engel oder Dämonen mit roten Haaren, die im letzten Jahrhundert eine Gruppe junger Künstler verhexten? Ist es ein reiner Zufall, daß sie sich zusammenfanden, um für Dante Gabriel Rossetti und seine Freunde Modell zu stehen? Um die verführerischsten Femmes fatales der Kunstgeschichte und die perversesten und hexenhaftesten Madonnen zu verkörpern? Sicherlich mochten die Maler im Viktorianischen England die Modelle gesucht haben, die sich am meisten für ihr ästhetisches Ideal eigneten, und da sie einen gemeinsamen Geschmack hatten, fanden sie Frauen, die sich ähnlich waren, liebreizend, grausam und rothaarig. Aber kein Polizist, der etwas auf sich hält, glaubt an den Zufall, und es bleibt uns daher nichts anderes übrig, als diese Truppe so seltsam ähnlicher Maiden wenigstens als kleine schwesterliche Teufelinnen zu verdächtigen, Töchter derselben Fee oder Hexe. »Als sich meine Phantasie zu verwirren begann, erschienen mir Frauengesichter mit gelösten Haaren, die zu mir sagten: Auch du wirst sterben«, schrieb Rossetti, ein talentierter Dichter, vom Malen ganz abgesehen. Eine seiner Bekannten, Mistress Gaskell, bemerkte, daß Gabriel *hair-mad*, verrückt nach Haaren, war, und Elizabeth Siddal, Fanny Cornforth, Jane Burden Morris und Alexa Wilding hatten sämtlich üppig fließendes Haar von intensivem Höllenrot.

In einem berühmten Sonett, *Sybilla Palmifera*, das Schönheitssymbol, nach dem der Künstler strebt, schreibt Gabriel: »Sie ist jene madonnenhafte Schönheit, zu deren Lob sich deine Stimme und Hand immerfort einsetzen – dir seit langem bekannt ob ihres Haares im Wind und des wogenden Kleides.«

Und es waren die Haare, die ihn Fannys Bekanntschaft machen ließen: Die junge Frau, ein unschuldiges Mädchen vom Dorf, war in Steyning in Essex geboren, und ihr wahrer Name war Sarah Cox. Im Jahre 1856 ging sie nach London, um eine alte Verwandte zu besuchen, und begab sich zusammen mit ihr in die Surrey Gardens, um das zu Ehren Florence Nightingales anläßlich ihrer Rückkehr von der Krim gegebene Feuerwerk zu sehen; bei dieser Gelegenheit wurde sie von Gabriel bemerkt, der sich in Gesellschaft von Ford Madox Brown, Edward Burne-Jones und Cornell Price befand. Rossetti täuschte einen Zusammenstoß mit ihr vor, löste ihr das Haar, ergoß sich in heuchlerischen Entschuldigungen und überredete sie dazu, ihn am folgenden Tag in seinem Atelier zu besuchen.

Die Beziehung mit Gabriel dauerte ein ganzes Leben lang, mit dem Einverständnis von Fannys Ehemännern, zunächst Hughes, später Scott, mit dem sie die *Rose Tavern* betrieb. Fanny stand für *Lady Lilith* Modell: »Her enchanted hair was the first gold«, schrieb Gabriel in einem Lilith gewidmeten Sonett, »the rose and poppy are her flowers«, ihr zauberhaftes Haar war reines Gold, ihre Blumen waren der Mohn und die Rose, und Lilith verließ Adam »crowd his heart one strangling golden hair«, mit von den goldenen Haaren stranguliertem Herzen, offensichtlich von rotgoldenen. Für Lilith, die sich das rostblonde Haar vor dem mythischen Spiegel kämmt, posierte ein zweites Mal auch Alexa Wilding, und das Bild ist vielleicht gerade deswegen nicht unter den gelungensten Rossettis.

Doch als erste trat Elizabeth Siddal in Gabriels Leben, die er heiratete, als sie sehr krank war und schon längst nicht mehr von ihm geliebt wurde. Hinter dem Ladentisch eines Londoner Modegeschäfts hatte sie der Maler Walter Deverell, ein Freund Gabriels, aufgespürt und sogleich in Beatrice verwandelt. Wie in einem anständigen Feuilleton des neunzehnten Jahrhunderts war Lizzie, genannt Guggums, von der Schwindsucht bedroht, und die langen Sitzungen im eiskalten Atelier am Chatham Place verbesserten ihren Gesundheitszustand nicht. Den Gnadenstoß gab ihr John Everett Millais, ein Schönling, »anmutig wie ein Engel Raffaels«, wie man von ihm sagte. Millais überredete Lizzie dazu, für das Bild der Ophelia Modell zu stehen, die einzige rothaarige Ophelia, die man in der Malerei oder im Theater je gesehen hat, und zum Zwecke eines größeren Realismus, um zu sehen, wie das Wasser Haare und Kleider aufblähte, tauchte er das Modell in einen Bottich. Millais hatte im Grunde ein gutes Herz und umgab die Wanne mit Leuchtern, um das Wasser zu erwärmen, aber gegen Ende seiner Arbeit, ganz gefangen von seinem Künstlerwahn, bemerkte er nicht, daß die Leuchter verloschen waren; Lizzie wagte es nicht, ihn zu unterbrechen, und zog sich so eine Lungenentzündung zu, die ihre Gesundheit ernstlich bedrohte. »Ich fand die Ärmste schön wie einen Traum«, erinnert sich Giogiana, Ehefrau von Burne-Jones, »ich werde nie die romanhafte, tragische Atmosphäre vergessen, die man im Hause von Lizzie und Gabriel erlebte ... und jene tiefroten Haare, die, kaum daß man die Haube abnahm, wie eine Kaskade von Locken herabfielen ... es schien, als läge unter ihrer schneeweißen Haut eine leichte Rotschicht ...« – ein Erkennungszeichen der Schwindsucht, aber niemand schien sich um Elizabeth' zerbrechliche Gesundheit Sorgen zu machen. Obgleich er spürt, daß sie für ihn unentbehrlich ist, und trotz des Drängens seiner Freunde weigert sich Rossetti hartnäckig, sie zu heiraten. Wichtig für das Verständnis ihrer Beziehung ist die Erzählung *Hand and Soul* (Hand und Seele), die der Künstler gleich nach ihrer ersten Begegnung schrieb: Chiaro dell'Erma, ein toskanischer Maler des vierzehnten Jahrhunderts, macht eine schwere Krise durch (existentieller Natur, müßte man sagen), aber er findet keinen Lebenssinn in der Kunst und im Glauben. Eines Tages hat er eine Vision: Seine Seele materialisiert sich in eine schöne, junge Frau. Sie rät ihm, sich nicht an der ewigen Frage, »was denn das Leben ist«, zu verzehren, sondern keine Zeit zu verlieren und zu malen. Er verstand, schreibt Gabriel, daß ihre Haare der magische goldene Schleier waren, der seine Träume in Realität verwandeln würde.

Seine Kunst ist einem Zauber Elizabeth' zu verdanken? Solch eine Hochzeit ist etwas ganz anderes. Er besingt Lizzie zwar in den Sonetten, betrügt sie aber, sobald er nur kann. Eines Abends geht er mit Burne-Jones ins Theater und bemerkt ein paar Sitzreihen vor ihnen zwei Mädchen. Er verliert keine Zeit, stellt sich in der Pause vor und lädt die hübschere ins Atelier ein: Sie heißt Jane Burden, und sie wird eine weitere Frau seines Lebens sein. Jane, die von der Abstammung her Zigeunerin ist (oder vielleicht macht es Gabriel und seinen Freunden Spaß, daran zu glauben), »ist ein Wesen, dem ein Mann die Füße hätte küssen können, die er aber nie zur Frau wünschen sollte«, schrieb Swinburne. Und Rossetti brachte sie tatsächlich dazu, seinen Freund Morris zu heiraten, wie man einer anderen Erzählung von ihm, *Der Becher kalten Wassers*, entnehmen kann, und dieser erhörte schließlich den Wunsch der armen Guggums.

Am 10. Februar des Jahres 1862 gingen Gabriel und Lizzie gemeinsam mit ihrem Freund Swinburne ins Restaurant Sablonière am Leicester Square zum Abendessen. Nach allem, was Oscar Wilde erzählt, benahm sich die arme Guggums wegen des Laudanums, das sie zur Linderung ihrer Leiden nahm, ziemlich dumm, und ihr Ehemann brachte sie wieder nach Hause. Lizzie bat ihn um weiteres Laudanum, er lehnte ab, gab ihr aber dann, ihres Drängens müde, das Fläschchen und heulte: »Dann trink es doch ganz!«, ging zu Swinburne zurück, beendete das Abendessen und begab sich dann zu Fanny.

In tiefer Nacht, als er zum Chatham Place zurückkehrte, fand er Lizzie rücklings auf dem Teppich liegend, leblos, mit dem leeren Laudanumfläschchen fest in der Faust. Geplagt von Reue, erfaßt von Leidenschaft für die tote Ehefrau, begrub Gabriel zusammen mit Lizzie die Gedichtsammlung, zu der sie ihn inspiriert hatte, ein Manuskript, in graues Kalbsleder gebunden und mit offensichtlich roter Seitenkante, das er, will man es genau wissen, zwischen ihre rotblonden Locken legte.

Zur rechten Vergeltung muß jedoch an die letzten von Elizabeth vor ihrem Ableben aufgeschriebenen Verse erinnert werden: »Wie ist dieses unbekannte Land? Schweifen die Toten Hand in Hand umher?« Ein naives, großartiges Gedicht, damit wahrhaftiger als die zahllosen Sonette ihres Ehemannes. Sieben Jahre später bereute Gabriel seine romantische Entscheidung. Einige schrieben, daß der Maler mit einem bestochenen Totengräber sich nächtens auf den Friedhof schlich, um das Grab zu öffnen, doch das ist nicht wahr und könnte die ganze Episode in falschem Licht erscheinen lassen. Die Wahrheit ist bürokratischer, aber deswegen nicht weniger täuschend. Rossetti beantragte bei der Friedhofsverwaltung eine Erlaubnis, die diese ihm lange verweigert, weil sie nicht glauben mochte, daß dieser sich derart für die Sonette engagierte, und annahm, daß hinter der ganzen Angelegenheit eine List verborgen wäre, aber vor allem Gabriels Mutter, die Eigentümerin des Familiengrabes, stellte sich dem entgegen, weil sie es für eine Entweihung hielt. Das Manuskript wurde, von der Feuchtigkeit leicht beschädigt, wieder hervorgeholt.

Elizabeth war gerade dahingegangen, als Dante Gabriel, von seinen Erinnerungen besessen, das Bild *Beata Beatrix* vollendete, seine Ehefrau als Beatrice Dantes, als Symbol der Schönheit selbst, der Reinheit, noch nicht tot und nicht mehr lebendig. »Beatrice-Elizabeth ist irdische und übermenschliche Kreatur zugleich«, schreibt Maria Teresa Benedetti in *I Preraffaeliti* (Die Präraffaeliten). »Die rote göttliche Taube, als doppelte und zweideutige Anspielung auf den Heiligen Geist und die Liebe, bringt ihr die Mohnblume: Die Blume der Leidenschaft, aber auch die, aus der das Gift kommt, das den Tod bringt.« Kann man das Bild wie eine seiner Erzählungen interpretieren? Vielleicht handelt es sich um eine Art Beichte …

So wie Lizzie ein Opfer des Laudanums war, nahm Rossetti, »dieser große, in der Hölle von London gequälte Italiener«, wie Ruskin ihn beschrieb, die Gewohnheit an, eine Droge aus Chloral und Whisky zu nehmen, und seine Bilder erscheinen in einem Delirium der Sinne gemalt: »Man wundert sich«, bemerkte George Bernard Shaw, »daß dieses dreckige Jahrhundert solche Träume haben kann, die es zu verwirklichen gilt.«

Immer noch von seinem Lieblingsdichter angeregt, illustriert er *Dante's vision of Rachel and Leah,* eine Stelle aus dem *Purgatorio* (27. Gesang); zwei rothaarige Mädchen an einer Quelle, die erste in Grün, für Rossetti die Farbe des Lebens, gekleidet und mit einer Rose in den bis über die Taille reichenden Haaren, und die zweite, mit einer blühenden Kletterpflanze um die Stirn und einem veilchenblauen Kleid, der Farbe, die der Maler mit Untätigkeit und Tod verbindet. Rothaarig ist Pandora, die die Büchse öffnet, aus der, wie ein scharlachroter Fluß, die Übel der Welt strömen, genauso purpurrot wie die Haare. Das Modell ist Jane Morris, die auch für *Die Flammenfrau* posiert: Haare, die wie eine Feuerkaskade auf die Schultern niederfallen.

»Die Menschen der Viktorianischen Ära sagten, daß die Frauen Engel wären, aber sie stellten sie wie Sirenen dar«, bemerkt Nina Auerbach in dem Aufsatz *Woman and the Demon*, und die Präraffaeliten bilden da keine Ausnahme. Fanny Cornforth, Rossettis *Venus Verticordia*, ist von Rosen umgeben, ein Pfeil auf das Herz gerichtet, sinnlich und sterblich wie Proserpina mit einem Granatapfel in der Hand. »Sie ist in einem dunklen Korridor des Palastes dargestellt«, schrieb derselbe Maler, der vier Jahre für die Vollendung des Bildes benötigte, an W. A. Turner, »mit der fatalen Frucht in der Hand ... das Weihrauchgefäß ist neben ihr als Attribut der Göttlichkeit. Der Efeuzweig im Hintergrund kann als Symbol der Erinnerung, die fesselt, verstanden werden.« Für Robert Buchanan hingegen ist das Bild »das Symbol der Verkommenheit und der Immoralität des ästhetischen Gedankens« der präraffaelitischen Bruderschaft. Dante Gabriel Rossetti, Sohn eines Köhlers und Freund Mazzinis und Garibaldis, schrieb anläßlich seines Bildes *Ecce Ancilla Domini*: »Ich habe mich gerade meines weißen Bildes entledigt, indem ich es an einen wahnsinnigen Iren verkauft habe«, übrigens ein gewisser MacCracken, Vertreter einer Verpackungsfirma in Belfast.

Auch für *The blue Bower* (Der blaue Laubengang) ist Fanny Cornforth das Modell, in grünem Kleid, und läßt ihre löwenartigen Haare über ihre ausgebreiteten Arme auf die weiße Bluse fallen, und Fanny ist auch *The beloved* (Die Geliebte), den Schal, immer in Grün, um den Kopf, und auch die *Bride from the song of Salomon* (Die Braut aus dem Hohenlied), selbst rothaarig, aber von Mädchen jeder Haut- und Haarfarbe umgeben, sie ist das Modell von *Regina Cordium* und *Bocca baciata* (Geküßter Mund), mit Haaren von metallischem Blut.

Für *Monna Vanna* posierte dagegen Alexa Wilding, die Rothaarige par excellence der Präraffaeliten, mit Haaren wie Ahornhonig, eingehüllt in Federn und Pelz wie ein großer Raubvogel.

Der Titel des Bildes soll an die Damen Boccaccios erinnern und die italienischen Motive der Komposition hervorheben, die Rossetti bei einem ersten Anlauf Venus Veneta getauft hatte, weil es nach seiner Meinung »das venezianische weibliche Schönheitsideal« war.

Auf dem Bild *Die Sirenen* von Edward Burne-Jones läuft das Schiff des Odysseus in eine enge, dunkle Bucht ein und scheint sie auszufüllen, während die Sirenen die Seefahrer auf den Klippen erwarten; und die Sirene in der Mitte, in der ersten Reihe, hat Haare von einem blutleeren Ton. Es ist der wartende Tod. Doch die Rothaarigen von Burne-Jones (vielleicht Schuld der klugen Georgina?) sind die am wenigsten sinnlichen und perversen der Bruderschaft, wenngleich vielleicht die doppeldeutigsten, die gespenstischsten. In *Der Baum der Vergebung* flüchtet der Mann, und die Frau, die aus dem Baum kommt, umarmt ihn wie eine zinnoberrote Schlange, mit Haaren, die sich gegen die weißen Blüten der Pflanze abheben.

Die junge Blinde von John Everett Millais hat Haare so rot wie geschmolzenes Kupfer. Hinter ihr zeichnet sich gegen den stürmisch-veilchenfarbenen Himmel von Winchelasea in Sussex ein doppelter Regenbogen ab, den sie eigentlich nicht sehen kann (aber sind wir dessen sicher?). Mahagonirote Haare hat dagegen die Frau, die in *The Black Brunswicker* die Tür hinter dem Drachen schließt, an der Wand das Bild mit Davids Napoleon. Sie scheint ihn mehr zurückzustoßen als zu empfangen, wie bei einer Vorahnung des Todes auf dem Schlachtfeld.

Vielleicht war es Millais, der die wahre Natur der vier Feuermodelle erahnte. *The Bridesmaid* (Die Braut) ist dabei, auch wenn sich nur wenige darüber im klaren sind, einen magischen Ritus auszuführen: Die Haare wie zwei Feuerströme fast bis auf den Tisch hingegossen und eine Orangenblüte, ein Symbol der Reinheit, an der Brust, hält sie den Ehering in der Hand. Nach einem alten Aberglauben wird die Frau, die ein Stückchen von der Hochzeitstorte neunmal durch den Ehering führt, eine Vision ihres zukünftigen Liebhabers haben. Elizabeth und Fanny, Jane und Alexa können auch als Opfer der Überheblichkeiten und des Egoismus Dantes und seiner Genossen erscheinen, doch bis zu welchem Punkt waren sie passiv und sich dessen nicht bewußt? Oder waren sie nicht diese faszinierenden »Opfer«, die Aktionen und Situationen provozierten, die das Gemüt ihrer Peiniger quälen und ihre Kunst anregen sollten?

Es ist kein Zufall, daß jenes Viktorianische England so sehr von einer Sünde in »glühendroten« und teuflischen Haaren versucht wurde. Auch wenn die Künstler diese klugerweise in die Fabel oder in eine unwahrscheinliche Vergangenheit verbannten.

Lawrence Alma-Tadema ehelichte im Alter von 27 Jahren im Jahre 1863 Marie Pauline Gressin, Tochter eines französischen Journalisten und, soweit es den Anschein hat, von königlicher Abstammung, und fuhr auf Hochzeitsreise nach Florenz, Rom und Pompeji. Marie Pauline hatte Haare zwischen Dunkelblond und Ahornfarben. Lawrence, der noch nicht Sir war, begann damit, seine Bilder zu veröffentlichen, die der klassischen Welt der Vestalinnen und Bacchantinnen, Frauen aus dem Volk und ernsten Senatorengattinnen mit roten Haaren gewidmet waren. Die Leidenschaft für die alten Römer und Griechen ging auf die Schulzeit zurück, und dieser Maler holländischer Abstammung, der in Belgien und Frankreich studiert hatte und in England adoptiert worden war, befreite sich ein ganzes Leben nicht davon.

Ein einzigartiges Rom, das uns da auf seinen großen Leinwandbildern erscheint, auf halbem Weg zwischen Gibbon und Cecil B. de Mille (der tatsächlich von Alma-Tadema angeregt wurde), wo es scheint, als tadele Julius Caesar Brutus, weil er ihm zuviel Milch in den Tee getan habe und als informiere sich Messalina über den neuesten Pariser Klatsch. Es ist die Viktorianische Gesellschaft, die wie in einem Traum en bloc zwischen die Marmorblöcke des Kollosseums und des Parthenons umgezogen ist, endlich frei von puritanischen Fesseln und die Milz einquetschenden Korsetts. Die Rothaarige, die von Alma-Tadema im Apodyterium überrascht wird, ist dabei, sich den Gürtel ihres Peplos zu lösen, und die Gefährtin hinter ihr auf der Sitzbank ist bereits nackt, eine Nacktheit, die dem Maler nicht gestattet worden wäre und die Verbote und Tabus dadurch überwindet, daß sie in einer unwahrscheinlichen Vergangenheit inszeniert wird.

Mit rotblonden, wilden Haaren wie der Mähne einer Wildkatze deutet das Mädchen von der Huldigung an Bacchus einen Knicks an: Ändert den Hintergrund aus Marmor, nehmt *pudding* anstelle der Granatäpfel, und wir könnten uns in einem Londoner Wohnzimmer befinden. Das Mädchen (freilich besser gekämmt) empfängt den Ehrengast. Dasselbe Mädchen, nur etwas älter und selbstbewußter, ist *Die Bacchantin*, bedeckt mit dem Vlies eines wilden Tieres, die euch einen unmißverständlichen Blick zuwirft.

Nobody asked you, sir! she said, ist der allzu deutliche Titel eines anderen Gemäldes. Das Mädchen wird überrascht, als es sich gerade von einem strahlend weißen Eisbärenfell erheben will (den Römern wahrscheinlich unbekannt, aber was macht das?): »Niemand hat Sie um etwas gebeten, Sir«, wie kann man es wagen, eine Rothaarige in Verlegenheit zu bringen?

Eines der letzten Werke von Sir Lawrence aus dem Jahr 1911 ist auch eines der authentischsten und bezeichnendsten:

Summery offering (Angebot im Sommer). Der Künstler porträtiert hier seine drei Töchter: Laurence, rothaarig wie ihre Mutter, und Anna halten im Vordergrund in Silbervasen steckende rosafarbene und weiße Rosen hin, und im Hintergrund bietet die dritte Tochter verwelkte gelbe an. Es ist Laura, die zwei Jahre zuvor gestorben ist.

Alma-Tadema hatte in England und anderswo viele Nachahmer, die aber seinen »unrealistischen Realismus« nicht zu erreichen vermochten, wie etwa William Godward, der in *Unschuldiges Vergnügen* ein rothaariges Mädchen mit rosiger Haut malt, eine echte englische Miss, gebildet und launisch. Von einem Rosengebüsch läßt sie eine Kaskade von Blütenblättern auf die an ihrer Seite ausgestreckte Blondine, die den Kopf auf ihrem Schoß hat (eine zweideutige Eroberung?), regnen, oder in *Lied ohne Worte*, wo er ein Mädchen mit kupferfarbenem Haar überrascht, das sich anschickt, vor dem Hintergrund eines unwahrscheinlich blauen Meeres, vor einem Vogel im Käfig zu musizieren, oder die zwei Rothaarigen, die in *Quelle des Lebens* von Henry Ryland auf weißem Marmor ausgestreckt sind. Die englische Zurückhaltung vermehrt paradoxerweise die unfreiwillige Erotik dieser Künstler, während der Franzose Antoine Rochegrosse keine halben Sachen kennt: In *Römische Gerechtigkeit* ist ein römischer Centurio im Begriff, eine kniende Frau, die vergebens Widerstand zu leisten sucht, hinzuschlachten, und ihr über die Schultern hochgehaltenes Haar hebt sich von der schneeweißen Toga eines grinsenden Cäsar ab. Die Haare als eine Vorahnung von Blut. Sir Lawrence wäre nicht einverstanden gewesen.

London ist ebenso schamhaft wie Paris frech. Die Hölle bietet den komfortablen Anblick eines mit dem üblichen schlechten Geschmack eingerichteten Salons des Zweiten Kaiserreichs. Ein Triumph von Brokat und großzügigen Dekolletés, von Federn und Seide, wie auf den Bildern Toulouse-Lautrecs. Die Droge dieses Künstlers war der Absinth, und auch die Frauen. Natürlich rothaarige. Wie »die bekannten Damen« des Bordells in der Rue des Moulins (das Bild stammt aus dem Jahr 1894), matronenhaft, streng und gleichzeitig einladend, Priesterinnen des Sex in Unterrock und schwarzen Strümpfen. »Hier fühle ich mich wohler als bei mir zu Hause«, schrieb der Künstler. Er studierte sie stundenlang, und er malte sie gern, wenn er sie in den intimsten Augenblicken überraschte, so als suche er das Geheimnis der Weiblichkeit zu entdecken.

Alle von ihm gemalten *Göttinnen* im Moulin Rouge sind rothaarig: In der Mitte des Bildes prunkt eine von der Seite gesehene Dame mit einer scharlachroten Haartracht, die wie ein regelrechter Feuerbrand zu sein scheint. Und rothaarig ist die Frau im Vordergrund auf der rechten Seite des Gemäldes, aber eher möhrenfarben. Ebenfalls rothaarig, aber in zwei verschiedenen Nuancen, sind die Damen im Hintergrund, die erstaunt vor einem Spiegel sitzen. Wild wie ein Raubtier und gleichzeitig lächelnd, bedrohlich und verführerisch ist Mademoiselle Lender (1895); Symbol des Luxus und der Ausschweifung selbst ist die Frau auf dem Diwan in *Engländer im Moulin Rouge* (1892).

Und rothaarig waren die Frauen seines Lebens, rasche, flüchtige Abenteuer auf der Suche nach der wahren Liebe. Rothaarig die Tänzerin Louise Weber, genannt *La Goulue*, das Leckermaul, und ebenso Jane Avril, die den Spitznamen *Die Explosive* wohl verdiente. Sie ließen sich mit Henri zwar ein, ohne sich jedoch wirklich zu geben.

Toulouse-Lautrec verliebte sich immer unsterblich in wunderschöne Frauen, phantastische Geschöpfe jenseits seiner Möglichkeiten, wie sein Biograph Matthias Arnold erzählt. Sie stießen ihn zurück, und genau das erwartete er in geradezu masochistischer Art: eine Bestätigung seiner Häßlichkeit. Und am meisten unter all den rothaarigen Frauen liebte er Misia Sert, Nichte eines reichen russischen Fürsten, die sich von ihm porträtieren ließ, ihm aber nicht einmal einen Kuß gestattete. Und scharlachrote Haare wie der sprichwörtliche Tod hatte die Frau, die sein so sehr gesuchtes Ende beschleunigte: »Rosa, la rousse«, das Mädchen, das ihn mit Syphilis ansteckte.

Von London nach Paris, und von Paris noch weiter ostwärts, bis nach Wien.

Der raffinierteste und »byzantinischste« Maler der Wiener Sezession, Gustav Klimt, malte im Vergleich zu den Kollegen seiner Zeit nicht viele Bilder, aber seine Modelle gehören zu den schönsten und verführerischsten, geheimnisvollsten und zweideutigsten der Kunstgeschichte. Aber, wie sagt man doch so oft, es ist immer schwierig, Kunst und Leben zu trennen: Malte Klimt gleichsam mit Besessenheit rothaarige Frauen, weil er einer der von Alma Mahler »verhexten« Männer war, oder verliebte er sich in die jugendliche Alma, weil diese eine strahlende kupferfarbene Haarpracht hatte?

»Ich war ganz jung, als ich ihn kennenlernte ... er war der begabteste von allen, war sechsunddreißig Jahre alt und auf der Höhe seiner Schaffenskraft, schön in jedem Sinne«, so beschreibt Alma ihre erste Begegnung in ihrer Autobiographie. »Seine Schönheit und meine frische Jugend, sein Genie und mein Talent auf verschiedenen Gebieten, die tiefe Sensibilität beider lösten eine vollkommene Übereinstimmung aus. Ich war unverzeihlich unerfahren in Liebesdingen.«

Klimt raubt ihr den ersten Kuß, aber die Mutter unterbindet in grausamer Manier die erste Liebe der achtzehnjährigen Tochter. Der Maler folgt der Familie der Geliebten durch ganz Italien. Umsonst, es wird ihm nie gelingen, sie zu erobern: »Ich verdanke Klimt viele Tränen und dadurch mein Erwachen«, erzählt Alma. »Meine gute Erziehung hat mein erstes Wunder der Liebe zerstört. Umsonst bat er mich, beschwor er mich, in sein Atelier zu kommen. In der Folgezeit sagte er jedesmal, wenn wir uns sahen, ›dein Zauber wird nicht geringer, er wird immer stärker‹ ... viele Jahre später erklärte er selbst, daß wir uns ein ganzes Leben gesucht und in Wirklichkeit nie gefunden hätten.«

Wieder einmal dieser Ausdruck »verhext von einer Rothaarigen«, und Klimt wird, eine Beute des Zaubers, versuchen, seine unerfüllte Liebe in der Kunst auszuleben. Am 12. November 1898 stellte er im Pavillon der Sezession die *Pallas Athene* aus, die heftige Kritiken auslöste: »Das Publikum ist an solche Athenen gewöhnt, bei denen man deutlich sieht, daß sie in Wirklichkeit gemalte Marmorstatuen sind«, schrieb der Kritiker Ludwig Hevesi. »Klimt hat seine Pallas offen wie eine Sezessionistin von heute dargestellt, eine Göttin oder einen Dämon der Sezession in bleichem, bläulichem Kolorit mit großen, klaren himmelblauen Augen und feinen roten Haaren, die auf beiden Seiten auf die vergoldete Rüstung herabfallen.«

Dank Klimt (oder Alma?) ist von da an eine Rothaarige für immer das Symbol für die Sezession, für die neue Kunstauffassung von der Frau, die Femme fatale. »Ihre Unerbittlichkeit, die keinen Widerspruch erträgt«, schreibt Eva die Stefano in *Il complesso di Salomé* (Der Salomekomplex), »unterstreicht ihre würdevolle Geste und die Eigenschaft sphinxhafter Unnahbarkeit ... Jungfräuliche Göttin und Kriegerin, siegreich aufgrund ihrer Weisheit, Naivität, Wahrhaftigkeit, ist sie die Anregerin der Künste und das Symbol geistiger Kampfbereitschaft. Das Haupt der Medusa auf ihrem Schild ist wie ein Spiegel der Wahrheit, um gegen Feinde zu kämpfen und sie vor dem eigenen Bild vor Schreck zu Stein werden zu lassen. Die Lanze, die sie in der Hand hält, ein vertikales Symbol wie das Feuer, ist eine Waffe des Lichts gegen jeden Obskurantismus.«

Pallas Athene zeigt auf ihrer Handfläche einen winzigen weiblichen Akt, die Nike, mit feuerroten Haaren und ebensolcher Scham, die in der Hand einen dem Betrachter zugewandten Spiegel hält, den Spiegel der Erkenntnis. Dieselbe Nike erscheint im folgenden Jahr in *Nuda Veritas*, gemalt für das Atelier von Hermann Bahr: identisch die Haare, die gleiche Scham, flammenfarben, umgeben von einem wogenden blauen Schleier, der an Wasser erinnert, eine dem Meer entsteigende Venus, zu Füßen das Weisheitssymbol Schlange und zwei Löwenzahnblumen, die die Propagierung der neuen Ideen symbolisieren.

Über dem Bild steht ein Schiller-Zitat: »Kannst du nicht allen gefallen durch deine That und dein Kunstwerk / Mach es wenigen recht. Vielen gefallen ist schlimm.« Aber auf dem gezeichneten Entwurf stand der aus offensichtlichen Gründen der Polemik gegen die Kritiker der Zeit geänderte Satz wie folgt: »Wahrheit ist Feuer, Wahrheit will sagen Erleuchten und Verbrennen«, ein Zitat von Schefer.

Karl Kraus rief nach dem Scheiterhaufen für die von Klimt für die Universität gemalten Paneele, angeekelt weniger von dem Stil als von »seinen Frauen«. Ein Frauenhasser wie Kraus konnte ihren Anblick nicht ertragen, wie übrigens auch Wedekind oder Otto Weininger, der in *Geschlecht und Charakter* schrieb: »Viele der modernen Publizisten und Maler kann man als eminent weiblich charakterisieren, und zwar aufgrund ihres gänzlich iridisierenden Stils, des Überflusses an rein sentimentalen Reminiszenzen, aufgrund des Verzichts auf das Konzept und die Begreifbarkeit, jenes beständige Schillern ohne Tendenz zu irgendeiner Tiefe.«

Weininger, der sich vier Monate nach der Veröffentlichung seines Werkes umbrachte, scheint von Klimts Sinnlichkeit buchstäblich erschüttert: »Auf diesen Grund kann man vielleicht den ganzen sezessionistischen Geschmack zurückführen, der die Palme der Schönheit den hochgewachsenen Frauen mit flacher Brust und schmalen Hüften zuerkennt.« Als Antwort auf die Angriffe malte Klimt *Die roten Fische*, eine Frau, die den Betrachtern den Rücken zuwendet, mit ihrem Lächeln eine Verführerin und Spötterin unter einer Explosion zinnoberroter Haare, die die Leinwand zu überfluten scheinen.

Rothaarig ist die *Danae*, die den Goldregen wie einen Orgasmus empfängt, und rothaarig ist die Schwangere der *Hoffnung*, eines anderen Bildes, auf dem Klimt weiter Wasser und Feuerhaare mischt, wie in *Bewegte Wasser*, wo sich die Haare in wilde rote Wogen verwandeln, oder Fischblut, wo die Gesichter in den Frisuren, in diesem Wasser von Blut, versinken.

Die fließenden Haare sind eines der auf den Jugendstil zurückgehenden Motive: Sie lassen sich streicheln, können aber unversehens zupacken und zermalmen wie die Windungen einer Schlange oder mitreißen wie das Wasser eines scharlachroten Flusses. »Das Wasser ist das tiefe, organische Symbol der Frau«, schrieb Bachelard.

Und wie viele dichterische Metaphern haben das Wasser und die Haare der Frau zum Gegenstand, für Baudelaire ein »duftender Wald«, in dem der Dichter schwimmt, für Mallarmé das Bild des Verlangens selbst, »la chevelure vole d'une flamme à l'extrême occident des désirs ...«, oder Falle, Kralle, Netz, um den Helden zu fangen und zu verderben: »I saw pale kings, and princes too, / pale warriors, death-pale were they all; / who cry'd – La belle dame sans merci / hath thee in thrall /«, singt Keats, die »schöne Dame gnadenlos«, das schicksalhafte Mädchen fängt den Ritter im Netz ihrer Haare. Und der Tod, das wissen wir, hat rotblonde Locken.

Doch Klimt ist nicht der einzige in Wien, der die Rothaarigen liebt. *Die Falknerin* von Hans Makart hebt ihren Raubvogel auf der Manschette hoch. Sie und der Falke haben dieselben Augen: Gnadenlos suchen sie das Opfer, die Haare sind dunkelrot wie die Federn des Raubtiers. Und ebenfalls Makart läßt in der den Sinnen gewidmeten Paneel-Serie der Blonden den Geruchssinn, doch die Rothaarige spitzt die Ohren, als höre sie eine Botschaft aus sternenweiter Entfernung. Brünett sind die Frauen der Allegorie *Die Gaben der Erde*, aber für *Die Gaben des Meeres* kann Makart nicht auf Rothaarige verzichten: Die Tiefen der Ozeane beherbergen beunruhigende und verführerische Wesen wie die Nixen Böcklins, die Sirenen von Burne-Jones. Zu Abgründen gehören rote Haare.

Und eine blutrote Haarpracht ist Gegenstand seiner Dame am Spinett, von hinten gesehen, eine Kaskade dichter dunkler Haare, die auf das weiße Kleid fallen.

Wie viele Rothaarige finden wir in diesem Wien, das sich der Apokalypse bewußt ist, ja vom Ende gar erregt wird! Egon Schieles *Mädchen, das den Tod umarmt* ist klar ein Familienporträt; sie ist seine Ehefrau Edith, und der matte Tod ist Egon selbst, sich des Schicksals bewußt, das ihn erwartet (er wird drei Jahre später sterben, im Jahr 1918, kaum achtundzwanzigjährig, in demselben Jahr, in dem Klimt dahingehen wird). Edith ist eine echte mitteleuropäische Rothaarige mit Sommersprossen und Ponyfrisur auf der niedrigen Stirn, mit dem Charme, der aus der Kraftlosigkeit, aus der jahrhundertealten Müdigkeit eines Volkes erwächst. Doch die Rothaarigen von Schieles Zeichnungen sind zu gleicher Zeit frech und zerbrechlich, offen und entstellt, unerreichbar und von solch deutlicher Erotik, daß sie wieder rein werden. Wie zum Kontrast die reine, engelhafte junge Frau, 1903 von Elena Luksch Makowsky gemalt, hochgewachsen, ausgezehrt, ohne Busen, die eine starke erotische Kraft ausströmt.

Und für seine Tänzerin traf Ernst Fuchs achtzig Jahre später seine Wahl unter den hübschesten Ballerinen der Wiener Oper: ein von unten gesehenes rothaariges Mädchen, derart, daß die Perspektive ihre strahlendweißen Beine maßlos verlängert, mit zwei Lichtbündeln zur scharlachroten Scham hin. Wie ein Komet wird sie von ihrem Feuerschopf zu einem dunklen Universum gezogen, und sie gibt uns ein Zeichen, ihr zu folgen. Einer Rothaarigen kann man nicht nein sagen, auch wenn sie uns zur Apokalypse führt. Die Wiener folgen ihrer Einladung mit melancholischer Heiterkeit. Edvard Munch hingegen gehorcht ihr mit wohlgefälliger Angst. »Meine Tagebücher sind meine Bilder«, erklärte er in einem Brief, aber die Präzisierung war überflüssig. In *Der Vampir*, gemalt zwischen 1893 und 1894, beißt die Frau den mit wenigen Farbtupfern angedeuteten, vornübergebeugten, unterworfenen Mann in den Hals. Die Haare des Vampirs sind scharlachrot, sie laufen wie Rinnsale von Blut herab und vermischen sich mit dem Blut des Mannes. Dies ist für Munch die Liebe, dies ist das Leben oder aber der Schrecken des Lebens. In seinen Bildern überwiegt das Rot.

In seinem berühmtesten Werk *Der Schrei* sind die Wolken zinnoberrot. In *Jungfräulicher roter Weinstock* aus den Jahren 1898–1900 bedeckt die Kletterpflanze das Haus wie Haare, ja das Rot scheint wie Blut, das die schneeweißen Mauern ausschwitzen: »So lebte ich mit den Toten ... meiner Mutter, meiner Schwester, meinem Großvater und meinem Vater – vor allem mit ihm – alle Erinnerungen, die kleinsten Dinge kehrten in mein Gedächtnis zurück ...«

Edvard ist gerade fünf Jahre alt, als 1868 seine Mutter stirbt, und er ist vierzehn, als seine Schwester Sophie dahingeht. Sein ganzes Werk ist vom Tod beherrscht, aber der Künstler glaubt an »etwas nach dem Tod«, und vielleicht ist die Frau der einzige Pfad, die einzige Möglichkeit, um das Geheimnis zu entschlüsseln, das uns erwartet. Und die Frau ist rothaarig. In *Die Augen in den Augen* (1894) fixiert der Mann mit der Leichenhaut die Frau mit den blutigen Algenhaaren, aber die Augen sind zwei schwarze Hohlräume. Man wird keine Antwort bekommen können. In *Die Frau*, das in demselben Jahr vollendet wurde, porträtiert er vier Arten des Erscheinens von Weiblichkeit: die Blonde links mit Haaren wie ein Komet und in jungfräulichem Gewand, rechts zwei dunkel gekleidete Frauen mit schwarzen Haaren, aber »sie« in der Mitte, triumphierend und unerreichbar, ist nackt und rothaarig.

Rothaarig ist das Mädchen, das Munch in Berlin als Modell für *Die Sünde* fand. Sie heißt Rosa Meissner, doch in Wirklichkeit ähnelt das Gesicht auf dem Bild dem von Tulla Larsen, einer anderen Rothaarigen, mit der Munch eine stürmische Liebesbeziehung hatte, die ihr Ende durch einen Pistolenschuß fand, der den Maler an der linken Hand verletzte. Munch wählte Rosa Meissner aus, weil sie, wie man an den von ihr gemachten Fotos erkennt, Tulla ähnlich sah. In *Paraphrase Salomes* (1894–1898) ist die Frau ausschließlich auf Haare reduziert, einen Polypen, eine Qualle, die mit ihren scharlachroten Tentakeln einen Manneskopf einfängt (oder festhält), den des Malers selbst, wie klar zu erkennen ist.

»Goldregen, der auf den Unglücklichen zurückfällt ...«, schrieb derselbe Munch anläßlich des Gemäldes *Rote Haare*. »Rote Seile, die an die Erde und das Leiden binden. Sturzbachartiger Blutregen, über denjenigen geschüttet, der das Unglück sucht, das göttliche Unglück, geliebt zu werden, und das bedeutet zu lieben.« Munch teilte den typisch skandinavischen Frauenhaß eines Ibsen, eines Strindberg, ganz zu schweigen von Kierkegaard, und manche unglückliche Episode bestärkte ihn in seinen Ideen. Im Frühling 1883 verliebte er sich in die Norwegerin Dagny Juell, Musikstudentin und erste Ehefrau des polnischen Dichters Stanislaw Przybyszewski; in sie vernarrte sich auch Strindberg. Aber Dagny trieb gleichermaßen mit dem Maler und dem Schriftsteller ihr Spiel. »Elende Satanstochter«, schrieb Strindberg in einem Brief vom 9. Mai jenes Jahres, und ausgerechnet Dagny ist das Modell vieler Bilder Munchs, von *Eifersucht* bis *Der Kuß*. Und *Rote Haare*.

Rot ist der Vorhang

»Schöne Donna! Dies genaue Register/Es enthält seine Liebesaffären« beginnt Leporellos Registerarie, mit der er Donna Elvira überzeugen will, daß es keinen Sinn hat, Don Giovanni hinterherzulaufen. Leporello ist deutlich: Sein Herr legt nicht allzu großen Wert auf Kleinigkeiten. Ihn interessiert weniger die Qualität als die Quantität: »... nimmt er Weiber jeder Sorte/Nun, Ihr wißt ja, wie's da geht.« Ganz anders als Casanova, der in seinen endlosen Erinnerungen mal gerade 240 Eroberungen registriert und versichert, jede Frau geliebt zu haben, und sei es auch bei einer flüchtigen käuflichen Begegnung in einem abgelegenen Gasthaus, glaubt Don Giovanni nicht an die Frauen, glaubt nicht an seine Verführungskraft, glaubt also nicht an sich selbst. Er sagt seine Eroberungsformeln mit der Präzision eines Chirurgen auf, der das Skalpell ansetzt: Man weiß ja, wo das Herz sitzt. Der Librettodichter Lorenzo da Ponte, der genau Bescheid wußte, und zwar aus eigener Erfahrung und aus allem, was ihm sein guter Freund Casanova anvertraut hatte, schneidert den Katalog seinem unermüdlichen Verführer auf den Leib:

> Bei Blondinen preist er als Kenner
> Holde Anmut und sanftes Wesen,
> Bei Brünetten feste Treue,
> Bei den Blassen süßes Schmachten.
> Volle liebt er für den Winter,
> Für den Sommer schlanke Kinder.
> Große liebt er gravitätisch,
> Ernst und vornehm, majestätisch ...

Brünette, Blonde, Schlanke und Volle – und die Rothaarigen? Nicht eine einzige mit rotblonden Locken unter den »sechshundertvierzig in Italien, den hundert in Frankreich und den tausendunddrei Verführten in Spanien, von Deutschland und der Türkei gar nicht zu reden?«

Es ist nicht die Vergeßlichkeit, weder des Abbé da Ponte noch Mozarts, auch er ein Mann, der bei den Frauen schnurstracks auf sein Ziel losging, sondern eine klare künstlerische Notwendigkeit. Eine rothaarige Frau wäre nichts anderes als das weibliche Alter ego Don Giovannis. Auf der Bühne kann es aber nur *einen* Verführer geben.

Mozarts Held bedient sich der Frauen wie andere des Alkohols, um sich in kleinen Dosen umzubringen. Die Begegnung mit einer Rothaarigen würde auf ein gleichberechtigtes Duell hinauslaufen. Keiner wäre der Unterlegene, keiner der Sieger. Sowohl seine wie ihre Verführungskräfte verwirren sich zu einem Knäuel, das sich nicht immer leicht lösen läßt, und jeder der Duellanten ist ein wenig Verlierer und ein wenig Sieger. Mit anderen Worten, man weiß bei einer Rothaarigen nie genau, wie die Sache ausgeht. Womöglich könnte Don Giovanni sich verlieben und will es nur nicht: Die anderen Frauen zählen nicht, doch auf sie zu verzichten hieße Gift zu verlieren, was Don Giovanni sich nicht erlauben kann. Er will den Tod und den Abgrund. Die sprichwörtlich teuflische Rote könnte ihn an der Verabredung mit der Verdammnis hindern.

Von Rothaarigen in der Welt der Oper gibt es, um die Wahrheit zu sagen, keine Spur: Alle blond, die Heroinen Wagners, die so verloren sind hinter den Siegfrieds und Lohengrins. Und brünett sind diejenigen eines Verdi oder Puccini, mit einigen seltenen Ausnahmen: das eine oder andere Mädchen aus dem goldenen Westen, ein paar Traviatas. Auf der anderen Seite sind die Elektras oder Salomes, womöglich dank einer Perücke, rothaarig, und häufig treten Rothaarige im Rosenkavalier auf: Wenn man sich als Mann verkleidet, greift man, wie immer, auf die Rotblonden zurück.

Vielleicht war die erste Mélisande aus reinem Zufall rothaarig: Im Jahre 1902 geht *Pelléas et Mélisande*, Claude Debussys Oper mit dem Textbuch Maurice Maeterlincks, in der Opéra Comique in Paris in Szene, und der Sopran Mary Garden hat Haare in einem Rotgoldton, der perfekt zu der Rolle paßt.

Graf Danilo, der nicht die Probleme Don Giovannis hat, verzichtet in dem berühmten Chor des zweiten Aktes der *Lustigen Witwe* auch auf die Rothaarigen nicht: »Ja, das Studium der Weiber ist schwer ...«

Gut für ihn, denn wenn er auf die Rothaarigen (echte oder falsche, so präzisiert er nämlich vernünftigerweise) verzichtet hätte, hätte er im Paris der Belle Époque sicherlich wenig Frauen gefunden, die geneigt gewesen wären, ihm einen Walzer zu gestatten.

Das neue Jahrhundert bricht mit dem Rhythmus des French Cancan und mit den roten Haaren der Goulue und ihrer Gefährtinnen herein. Sie heben die Röcke und schwenken die Hüte, mit schwarzen Strümpfen und scharlachroten Locken: Das ist die Sünde. Rothaarig, aber nicht alle echt, um der Wahrheit die Ehre zu geben: Die roten Haare im *Moulin Rouge* oder in den *Folies-Bergère* waren fast ein Handwerkszeug, unverzichtbar wie Pluderunterhosen und Strumpfbänder. Als das Symbol eines Berufs oder einer Kunst, für den Bürgersteig oder auf den Brettern der Bühne, waren die scharlachroten Haare das Unterscheidungsmerkmal der Sex-Vestalinnen. Ein Gütezeichen.

Shakespeare macht, das ist augenscheinlich, keine Anspielung auf die Haarfarbe seiner Personen, mit Ausnahme eines Kommentars in *Wie es euch gefällt* zur Figur des Judas, der Symbolfigur für Treulosigkeit und Verrat. Im Lauf der Jahrhunderte haben die Regisseure daran gedacht, Julia und Ophelia die passendste Haartracht zuzuordnen (hat man jemals eine von ihnen rothaarig oder vielleicht brünett gesehen?). Aber Rosalinde wird häufig eine hübsche Rotblonde sein (ach, diese Unart, Männersachen anzuziehen), rothaarig die treulose Lady Macbeth und ebenso die launische Catherine aus *Der Widerspenstigen Zähmung*.

Auch die Rothaarigen Italiens wie Carla Gravina oder Rosella Falk bekommen die klassischen Rollen, zu denen sie durch ihre Haarfarbe verpflichtet sind: männermordende Gastwirtinnen oder zwielichtige Gouvernanten.

»Ah, die Rothaarigen! Was für Gedanken glühender Leidenschaften vermögen sie zu erregen, was für Bilder mitreißender Liebschaften können sie hervorrufen mit diesen flammenfarbenen Haaren, die nur dazu da sind, die Herzen zu entzünden und die Vorstellungskraft zu entfesseln, die lebende Bestätigung dafür, daß Liebe und Feuer ein und dasselbe sind, spiegelbildliche Äußerungen derselben unbesiegbaren Energie!« Ein schöner lyrischer Anlauf von Massimo di Forti (*Il Messaggero* vom 20. April 1984), der sich anschickt, die Rothaarige des Gesangs par excellence, Milva, zu interviewen.

»Es ist wahr, ich bin leidenschaftlich«, gibt die Sängerin zu, während ihr glühendes Haar ihre helle Haut leuchten läßt ... »Milva«, fährt der Interviewer fort, »Milva mit den Katzenaugen spricht zu mir von der Liebe, und wovon sonst sollte man mit einer aufreizenden Rothaarigen reden, noch dazu mit einer Künstlerin, die die Liebe immer mit fesselnder Intensität besungen hat?«

»Maurizio war der erste, der mich anziehend fand: Und ich habe ihn sofort eingefangen, jawohl, genauso, mit meinem Netz, und habe gesagt: Er gehört mir«, so erzählt Milva mit großer Ehrlichkeit die Begegnung mit ihrem Ehemann, dem Regisseur Maurizio Corgnati. »Ich habe ihn geheiratet, gewollt, und am Ende verlassen. Im Grunde war ich der wirkliche Mann von uns beiden.«

Die Erklärung einer echten Rothaarigen, auch wenn Milva gar keine echte Rothaarige ist. In ihren Anfängen war »Die rote Milva«, »Milva, la flamboyante rousse«, dunkel, fast rabenschwarz. Man nannte sie den »Panther von Goro«, den »schwarzen Panther«, und sie sang halbfolkloristische Lieder aus der Poebene. Aber, wie wir schon gesagt haben, Rot kann auch eine Farbe sein, die man sich auswählt. Und bezeichnend ist der Moment, in dem Milva die Haarfarbe wechselt: nämlich, als sie die Ufer des Po verläßt und Brecht begegnet, den ihr Giorgio Strehler vorstellt, der die Rothaarigen im Leben ebenso liebt wie im Theater (wie weiß er in *Der gute Mensch von Sezuan* mit dem langen blutroten Haar seiner Partnerin Andrea Jonasson zu spielen, eine weitere Rolle, die Männerkleidung erfordert, die Locken explodieren regelrecht, kaum daß sie den Gangsterhut abnimmt).

Solange sie von Unkrautjäterinnen und von Weberei singt, bleibt Milva brünett, aber um Kurt Weills Balladen zu interpretieren, färbt sie sich die Haare rot und läßt sie auch so (auch wenn sie für die erste Inszenierung der *Dreigroschenoper* in den siebziger Jahren nochmals als Brünette ans Piccolo Teatro Mailands zurückkehrt, ein burschikoses Mädchen à la Louise Brooks, weil Strehler die Handlung in die 20er Jahre verlegt.

Immer noch rot und feurig ist sie für die letzte Produktion der *Dreigroschenoper* im Herbst 1986 in Paris, im Kostüm der Spelunken-Jenny, und Figaro Magazine hat Milva »unter dem brennenden Busch ihrer Haare« fotografiert, auf einem seidenen Mantel mit Leopardenfellmuster ausgestreckt. Die italienische Sängerin hat es verstanden, die roten Haare, ob echt oder nicht, ist nicht von Belang, zu einer Grundlage ihres Erfolgs zu machen, zum Symbol ihres Erfolgs, so wie es im Kino mit einer Schauspielerin geschah, die vor ein paar Jahrzehnten als typisch südländische Schönheit begann, nämlich mit rabenschwarzen Haaren. Rita Hayworths feuerrotes Haar, das beim Tanz wogt oder das bei der berühmten Ohrfeige, die ihr Glenn Ford verpaßt, in Unordnung gerät, ist zum Mythos der Kinogeschichte geworden. Die Hayworth ist die berühmteste Schauspielerin mit roten Haaren. Und leider mit falschen. Rita Cansino, mit ihren starken mediterranen Wurzeln, war dunkelhaarig und hatte auch das entsprechende Äußere. Sie wirkte arrogant, hatte starke Hüften und endlos lange Beine, und einen großen, lüsternen Mund.

Ritas Glück begann im Jahr 1941, als eine echte Rothaarige eine Rolle ablehnte: Ann Sheridan sagte Warner Brothers nein, die sie neben James Cagney und Olivia de Havilland für eine pikante Rolle als Femme fatale in *Schönste der Stadt*

(Strawberry Blonde) haben wollten, ein Film, der auf ein erfolgreiches Theaterstück zurückging: *One Sunday Afternoon*. Als gute Rothaarige ließ Ann Sheridan sich nicht überreden, weil sie fürchtete, daß der Regisseur Raoul Walsh Olivia de Havilland bevorzugen würde. Es wird erzählt, daß Rita Hayworth die Rolle bekam, »weil sie die andere glänzende Rothaarige von Hollywood war.« Pustekuchen, die dunkelhaarige Rita wurde eines schönen Sonntagvormittags unter großer Geheimhaltung zu Helen, der besten Mitarbeiterin des »House of Westmore«, des berühmtesten Schönheitssalons von Los Angeles, geschafft, weil es zu jener Zeit verboten war, die Haare in den Aufnahmestudios zu färben. Rita hatte nicht gleich die goldrote Tönung, die sie berühmt machen sollte: Zunächst wählte sie einen blonden Grundton mit »schmutzigroten Blitzen«, für eine blonde Erdbeere eben.

Der zweite Glücksfall widerfuhr der Hayworth *wiederum dank der Ablehnung einer anderen Kollegin*, Carole Landis, die den Spitznamen »Blonde Bombe« hatte. Der Regisseur Darryl Zanuck hatte ihr neben Tyrone Power die Rolle der Bösen in *Blut und Arena* zugedacht. Carole Landis sollte dem Drehbuch nach Tyrone Power, einen ebenso waghalsigen wie sittenstrengen Stierkämpfer, seiner Verlobten Linda Darnell ausspannen, einem einfachen, tugendhaften Mädchen. Natürlich mußte die Verführerin rote Haare haben. »Ich bin blond und nicht rothaarig, und als solche werde ich spielen«, beharrte Carole. Zanuck bekam einen Tobsuchtsanfall und bat die Verantwortlichen der Twentieth Century Fox, »ihm schnellstens eine Rothaarige zu beschaffen«. Und da kam Rita.

Auf *Blut und Arena* folgte 1946 *Gilda*. »In *Gilda* fanden Ritas Haare, die schon zu ihrem Erkennungsmerkmal geworden waren, mehr Aufmerksamkeit als gewöhnlich«, enthüllte Helen Hunt, die Friseuse der Hayworth. »Man schickte mir begeisterte Briefe, aber auch Drohungen wegen Ritas Haaren! Einige Priester erklärten, ich würde in der Hölle enden, weil ich wegen der Haare der Hayworth in Gilda zur Sünde beigetragen hätte ... Rita spielte mit den Haaren. Auf dem Set hörte ich den Regisseur Charles Vidor sagen: ›Jetzt bist du wütend. Wirf den Kopf zurück.‹ Oder: ›In dieser Szene bist du glücklich. Gebrauche deine Haare.‹« Doch die Hayworth gab gar nicht soviel auf ihre Frisur. Jeden Morgen kam sie eine halbe Stunde früher ins Studio, um der Hunt und zwei Assistentinnen die Aufmachung ihrer Haare zu überlassen. »›Schau sie dir an‹, sagte ich zu ihr«, erinnert sich die Hunt. »›Sind sie nicht großartig?‹« und sie antwortete zerstreut: »›Ja, ja‹, nur um mich zufriedenzustellen.«

Gilda war ein Film, der für jene von leichter Romantik geprägte Zeit eigenartig war, eine sadomasochistische Geschichte von Gewalt und Sex. »Er wollte«, so erzählt Glenn Ford, »darlegen, daß der Haß eine ebenso erregende Leidenschaft sein kann wie die Liebe.« Die Reklame machte die Ohrfeige Glenns für Rita unsterblich, aber sie, als temperamentvolle Rothaarige, echt oder falsch interessiert nicht, gibt sie ihm zurück. »Sie legte sich so ins Zeug, daß sie mir zwei Zähne ausschlug«, erinnert sich ihr Partner.

Rita war damit einverstanden, blond zu werden und sich das Haar schneiden zu lassen, um ihren Ehemann Orson Welles zufriedenzustellen, der in *Frau aus Schanghai* Regie führte. Harry Cohn, der Boß der Columbia, konnte sich nicht beruhigen: »Warum, warum?« so ging er lamentierend in den Studios herum. »Alle wissen, daß das Schönste an Rita ihre Haare sind!« Und Welles' Film war ein schwerer Mißerfolg. Schuld daran waren Ritas platinblonde Haare.

Rita kehrte schnell zur Farbe ihrer Wahl und zu den entsprechenden Rollen zurück. Sie war Salome in William Dieterles Film, vielleicht keine oscarverdächtige Interpretation. Sie entsprach jedoch genau dem Bild, das uns, mehr als die Geschichte, die Legende von der heimtückischen jungen Frau überliefert hat, die den Kopf Johannes des Täufers forderte: ein sinnliches, kleines, rachsüchtiges Tier, mit unwiderstehlichem, tödlichem Charme. Eine Rothaarige. Die Tatsache, daß die Hayworth keine echte Rothaarige war, ist von zweitrangiger Bedeutung. Was zählt, ist der Umstand, daß für manche Rollen Rothaarige gebraucht werden und man diese schafft, wenn keine echte zur Verfügung steht. Das Kino bedarf keiner

Authentizität, im Gegenteil, oft erscheint das »Echte« falsch, ein Marmorpalast ist in Wahrheit aus Pappmaché, andererseits erstrahlt eine Gipssäule wie ein Marmorblock aus Carrara.

Die echten Rothaarigen können in den Rollen mit größerer volkstümlicher Wirkung mit den falschen Rothaarigen nicht konkurrieren. Die Faszination der ersteren ist intensiver, aber auch raffinierter, krankhafter und doppeldeutiger und vor allem wenig kontrollierbar. Also zu gefährlich, um Millionen von Dollars zu investieren. Die rote Haarpracht muß Locke für Locke, Nuance für Nuance konstruiert werden: vollkommener als die Natur.

Paradoxerweise erhärtet gewollter oder unbewußter Irrtum die These von den Rothaarigen als Engel des Bösen. Bette Davis hatte beispielsweise aschblonde Haare, aber auf dem französischen Plakat von *La Vipère* erscheint sie mit einer unwahrscheinlich blutroten Frisur von geradezu abstoßender Faszination. Ava Gardner war brünett, aber auch sie hatte auf dem französischen Plakat von *Les Tueurs* (The Killers) buchstäblich blutfarbenes Haar: Sie bestimmt über Burt Lancasters Ende, indem sie ihn »mit ihrem Körper« wertvolle Zeit für die Flucht vor den Gangstern verlieren läßt. Auch die blonde Gloria Swanson sieht man auf der Werbung von *Sunset Boulevard* in eine verhängnisvolle Rothaarige verwandelt, einen echten Vampir mit schwarzen Handschuhen, die geschärfte Krallen zu verbergen scheinen.

Abgesehen von Rita Hayworth gibt es im Kino keine Mythen über rote Haare. Die Sexsymbole sind alle blond, von Greta Garbo bis zu Jayne Mansfield, von Marilyn Monroe bis zu Brigitte Bardot, von Marlene Dietrich bis zu Jean Harlow, Martine Carol, Grace Kelly und Kim Novak. Und die Kurvenstars sind brünett, Gina Lollobrigida, Sophia Loren, Jane Russel und Ava Gardner, verführerisch und beschützend, mollig und mütterlich. Können wir uns King Kong in eine Rothaarige verliebt vorstellen? Auch der sagenhafte Riesenaffe hat das Recht auf ein wenig Mitleid. Den rothaarigen Stars werden besondere Rollen anvertraut. Sie sind die Vorkämpferinnen, die stets imstande sind, Ehemänner oder Liebhaber zu rauben, jedoch nicht für immer. In der letzten Sequenz werden sie bestraft werden, vom Zufall oder der Hand Gottes, sie werden am Galgen, auf dem Scheiterhaufen oder in einem Heim enden, werden für ihre Sünden in irgendeinem unbequemen Exil büßen.

Man lasse sich nicht täuschen von ihrem zerbrechlichen Äußeren. Im günstigen Moment verstehen sie es, ungeahnte Kräfte zu mobilisieren. Sie können eine Kutsche lenken, ohne daß es ihnen jemand beigebracht hätte, plötzlich die Pfanne fallen lassen, um eine Winchester in die Hand zu nehmen. Sie treffen Apachenherzen mit derselben Genauigkeit, mit der die Femmes fatales mit den roten Haaren in den Salons des dekadenten Wien ihr Unheil anrichten.

In der Bewunderung und dem Erstaunen ihrer Männer bemerkt man eine Spur von Mißtrauen. Wie haben sie es geschafft, so lange unter ihrer Weiblichkeit diese beunruhigenden Talente zu verbergen? Die Männer waren sicher, sie zu beherrschen, und von einem Moment auf den anderen müssen sie erfahren, daß die Folgsamkeit ihrer Gefährtinnen nicht von ihrem männlichen Charme und ihrer Kraft abhängt. Es ist eine gewollte Fügsamkeit. Wird der Tag der Auflehnung kommen, und wann? »A man«, und in diesem Fall »a woman to hunt a tiger with«, sagt ein englisches Sprichwort aus den Kolonien, eine Frau, mit der man auf Tigerjagd gehen kann. Ihre Treffsicherheit ist unfehlbar, ihr Mut gleicht ihrer Schwäche, doch es bleibt immer der Zweifel, ob sie sich nicht, wenn der Mann sie enttäuscht, mit dem Tier verbünden könnte. Gehören nicht Tiger und Rothaarige beide zur Gattung Katze? In *König Salomos Diamanten*, dem Film aus dem Jahr 1950, tritt Deborah Kerr wie die typische englische Lady in Erscheinung (dabei ist sie Schottin), die zwar wegen des Staubs auf ihren Stiefeln besorgt ist, aber trotz allem, um ihren verschwundenen Bruder zu finden und aus Liebe zum weißen Jäger, einem Stewart Granger in Bestform, sich Giftschlangen, Krokodilen und Flußpferden, weißen »Bösen« und stolzen Watussi-Kriegern entgegenstellt. Wenn die Engländer ihre

Töchter und Schwestern geschickt hätten, um ihr Reich zu regieren, sie hätten es nie verloren. Deborah Kerr und ihresgleichen, nämlich Rhonda Fleming, Maureen O'Hara, Ann Sheridan, Virginia Mayo; und die Rothaarige par excellence, die – wie man sie in einer Mischung aus Verachtung und Respekt nannte – letzte Jungfrau Hollywoods, die eiserne Katharine Hepburn, bekennt: »Als ich anfing, wußte ich überhaupt nicht, daß ich Schauspielerin werden wollte ...«

1906 geboren, begann sie am Theater, und ihre Karriere war nicht leicht. Die Hepburn debütierte in *Die Zarin* (1928), und bis sie vom Film entdeckt wurde, war sie gezwungen, in einem Dutzend brillanter, aber recht belangloser Komödien zu spielen. Erst nach dem Erfolg in Hollywood konnte sie sich in den fünfziger Jahren auf der Bühne mit Rollen rächen, die besser für ihre feurige Persönlichkeit geeignet waren.

Auch ihr Kino-Debüt im Jahre 1932 war nicht das allerglücklichste, in *Eine Scheidung* von George Cukor, wo sie die Tochter eines Geisteskranken darstellte, die auf das eigene Glück verzichtet, um sich um ihren Vater zu kümmern, spielte sie an der Rolle vorbei. Bereits in ihrem zweiten Film gibt man ihr eine »Rothaarigen«-Rolle. Katharine verführt einen verheirateten Politiker: unfaßbar für die rigide Moral der Zeit. In *Morning Glory* ist sie eine unsympathische Theaterschauspielerin, die zwar talentiert, aber zu sehr von sich eingenommen ist, und im selben Jahr, 1933, wird sie Jo March in *Kleine, tapfere Jo* sein, ein Film nach dem gleichnamigen Roman von Louisa May Alcott, der Millionen junger Mädchen zu Tränen gerührt hat. Hier verkörpert sie die starke Schwester, die die Familie rettet, darüber eine Geschichte schreibt und den Satz auszusprechen wagt: »Sieh mich an, Welt. Ich bin Jo March, und ich bin so glücklich!« Im Jahr 1934 spielte sie als Trigger Hicks in *Spitfire* eine Rolle, die ihrem Charakter derart entsprach, daß sie zu einer Karikatur wurde: eine Art Wildkatze, die allein in den Bergen von South Carolina lebt, unbezähmbar und ungreifbar, bereit, jedermann zu kratzen, der sie in die Zivilisation zurückholen will. Die Bergbewohner versuchen sogar, sie zu steinigen. Sie rettet sich zwar vor den Steinen, aber nicht vor dem Kassenmißerfolg. In *Sylvia Scarlett*, schon vom Titel her ihr auf den Leib geschneidert (in Italien lief er unter dem Titel *Der Teufel und das Weibsbild*), verkörpert die Hepburn ein junges Mädchen, das sich wie ein Junge kleidet, um eine Bande von Halbstarken anzuführen. Noch ein Flop. Die Zeitschrift *Time* schrieb: »›Sylvia Scarlett‹ dient immerhin dazu zu enthüllen, daß Katharine Hepburn als Junge besser denn als Frau ist.« Ein bissiger Kommentar, aber man weiß ja, daß die Rothaarigen nicht allen gefallen, im Gegenteil, nur einer kleinen Zahl von Kennern. 1936 spielte die Hepburn unter der Regie von John Ford Maria von Schottland, neben Frederic March in der Rolle ihres Liebhabers James Hepburn (und sie enthüllte niemandem, daß er ihr Vorfahr gewesen war). Sofort danach drehte sie einen weiteren Film mit dem bezeichnenden Titel *A woman rebels*, eine junge Frau, die gegen alle und alles im Viktorianischen England rebelliert, aber trotz der Erfolge seitens der Kritiker wurde Katharine von den Hollywood-Produzenten lange Zeit als Kinokassenkiller betrachtet. Bis sie glücklicherweise an strahlende Rollen kam.

An der Seite Cary Grants drehte sie *Leoparden küßt man nicht*, mit Haaren wie eine Löwenmähne, eine Katze wie nie zuvor. In dem Film wird Cary Grant von der maskulinen Katharine völlig beherrscht: In einer Szene erscheint er in einem erotischen Negligé seiner Partnerin (sie hat seine Sachen alle in die Wäscherei geschickt) und wird von seiner Tante überrascht. »Warum bist du so zugerichtet?« fragt ihn May Robson, und Cary Grant antwortet: »Weil ich urplötzlich ein Gay geworden bin.« Aufgrund dieses Witzes schleppte der Schauspieler diesen Verdacht ungerechtfertigterweise das ganze Leben lang mit sich herum. Sind die Rothaarigen etwa furchtbare »Kastriererinnen«?

Gebrandmarkt von der Ablehnung Selznicks, der sie für *Vom Winde verweht* nicht hatte haben wollen, deprimiert durch die ständigen Kassenmißerfolge ihrer Streifen, ließ sich Katharine von Phil Barry eine Rolle auf den Leib schneidern: »Als ich noch sehr jung war«, gab sie zu, »benahm ich mich sehr arrogant ... genau wie das Mädchen aus *Die Nacht vor der Hochzeit.*«

Es wurde ein Triumph, zunächst am Theater und dann im Kino (1940). Sie spielt Tracy Lord, das verwöhnte Mädchen aus der höheren Gesellschaft Philadelphias, arrogant, überheblich, unfähig, irgendwelche Bindungen oder Zwänge zu ertragen. »Wenn Katharine Hepburn beschließt, Katharine Hepburn zu spielen, hat sie nicht ihresgleichen. Niemand kann ihr das Wasser reichen«, kommentierte damals *Life.*

Mit Spencer Tracy schuf die Hepburn ein Paar, das in die Kino-Geschichte einging. Neun Filme hindurch haben Katharine und Spencer, die auch im Leben ein Paar, aber zu formaler Heimlichkeit gezwungen waren, sich geliebt und, wenn Kampf angesagt war, geohrfeigt und geküßt, gestreichelt und gekratzt. Neun Erfolgsfilme und neun Beweise, daß ein gewisser Typ Mann die Rothaarigen besser in Ruhe lassen sollte. Obwohl er sie lobte, schrieb der *New Yorker* anläßlich von *Without Love*: »Das metallische und stilisierte schauspielerische Talent von Miss Hepburn ...« Wie soll man Gemeinplätze überwinden? Jahre hindurch sagte man in Hollywood, die Hepburn sei eine unerträgliche Person mit einem unmöglichen Charakter, der nur noch ein Mann Vernunft beibringen könnte, Spencer Tracy.

In den fünfziger Jahren drehte Katharine Hepburn auf dem Schwarzen Kontinent an der Seite Humphrey Bogarts *African Queen* unter der Regie von John Huston. In der Rolle einer widerspenstigen alten Jungfer mit roten Haaren spielte sie die Schwester eines protestantischen Missionars, eines Mannes von wildem Aussehen, eines Trunkenbolds und unzuverlässigen Typs. Sie will ihn überreden, ein deutsches Kanonenboot anzugreifen und zu versenken. Wie wird sich Katharine aus dem Griff Afrikas losmachen? So fragten sich die Produzenten. Wie wird sich Humphrey Bogart aus den Fängen Katharines befreien? »Die Hepburn fand das Land faszinierend«, erzählte John Huston später. »Und um Bogart zu erobern, genügte ein einziger Blick.«

Die letzte Zeit war sie mit Rollen beschäftigt, die für ihre

Persönlichkeit immer geeigneter waren: Immer noch als alte Jungfer läßt sie in *Summertime* neben Rossano Brazzi alle die um sie herum verstreuten kleinen Mädchen im Vergleich erblassen, und in *The Iron Petticoat* läßt sie neben Bob Hope die Greta Garbo der Ninotschka wiederauferstehen, jenes eingefleischten Sowjetweibes, das die Süße der westlichen Gesellschaft und der Liebe entdeckt.

In *The Rainmaker* gelingt es ihr, eine Naturgewalt wie Burt Lancaster zu zähmen, und in *Plötzlich letzten Sommer* spielt sie Mistress Venable, jene ungeheuerliche, Tennessee Williams' Phantasie entsprungene Kreatur, die Mutter, die die eigenen Kinder verschlingt: »Sie ist ein regelrechtes Wunder«, schrieb *Newsweek* über sie, »und wenn sie noch besser würde, wäre sie lächerlich.« Eine faszinierende, schreckliche Rothaarige, immer weiß gekleidet, ein Symbol des Lebens und des Todes, an die Grenze des Kitschs getrieben. Jede andere Schauspielerin hätte die Probe nicht bestanden, doch aus ihren letzten Darstellungen haben wir sie am liebsten, in der Rolle einer Rothaarigen der Geschichte, nämlich als Eleonore von Aquitanien in *The Lion in Winter*.

Neben der Amerikanerin Hepburn gibt es unter den berühmten Rothaarigen noch die Irin Maureen O'Hara. Sie wurde von den Regisseuren bedenkenlos in heftigste Nahkämpfe geschickt, die sogar in die Filmgeschichte eingingen, und zwar gegen einen förmlichen Giganten wie John Wayne.

In *Ein ruhiger Mann* ist John Wayne, um sie zu zähmen, gezwungen, eine Maureen O'Hara, die gefährlicher als eine Wildkatze ist, regelrecht durch die irische Heidelandschaft zu schleifen. Das ganze Dorf zieht hinterher und applaudiert. So muß man eine rebellische Rothaarige behandeln. Daran besteht für Wayne und Ford kein Zweifel. In einer klassischen Westernkomödie wie *McLintock* versetzt das Paar Wayne-O'Hara, im folgenden zusammen mit der »Tochter«, der natürlich rothaarigen Stephanie Powers, ein ganzes Dorf in Aufruhr, das von dieser »irischen Furie« erschüttert und fasziniert ist, welche sogar die Indianer auf dem Kriegspfad verblüfft.

John Wayne, der im Vergleich zu seiner Partnerin schwach und stumpf bleibt und am Ende arm an Argumenten ist, gelingt es nur durch Anwendung physischer Gewalt, seine rebellische Ehefrau zurechtzubiegen. Er versohlt ihr den Hintern. Sie aber ist es, die das letzte Wort hat: »Wenn ich zu Hause bleibe, dann werde ich nicht vergessen, jeden Tag zum 4. Juli zu machen!« verkündet sie in Richard Wormsers Roman, nach dem der Film 1962 gedreht wurde. »Augen, die auf irische Art Funken sprühten, und rote Haare, die die beste Garantie waren: Selbstverständlich in der Lage, ihre Verpflichtung zu erfüllen.«

Um das Terzett vollzumachen, finden wir in den sechziger Jahren Shirley MacLaine, eine echte, aber – um ehrlich zu sein, ein wenig anormale Rothaarige, weil sie sich mit allzu großer Leichtigkeit als Blondine präsentiert, wenn es das Drehbuch oder die Regie verlangt. Alfred Hitchcock, der, wie alle wissen, sich nur von Platinblonden bezaubern ließ, machte bei ihr eine Ausnahme, als er sie in *Immer Ärger mit Harry* debütieren ließ. Die MacLaine blieb immer an die Rollen der Rothaarigen gebunden, lebhaft und extravagant, vielleicht ein bißchen Hure, wie in Wilders *Das Apartment*, oder ganz Hure wie in *Irma la douce*, aber immer, bis auf wenige Ausnahmen, im komischen Bereich.

Die rothaarige Shirley war es auch, die (in dem gleichnamigen Film), in einem frenetischen Cancan wirbelnd, beim Empfang Hollywoods für Nikita Chruschtschow die Honneurs machte.

Schicksalhafte Hinterhältige oder nervtötende Höllenweiber, man entkommt ihnen nicht, von Lucille Ball bis Lee Remick, oder Rhonda Fleming, Virginia Mayo oder Susan Hayworth. In Europa sind es die Österreicherin Senta Berger, die Französinnen Marlène Jobert, Dominique Labourier, Isabelle Huppert und die Italienerinnen Carla Gravina, Giuliana De Sio, Lea Massari.

Eine weitere »Schlimme« mit roten Haaren war Joan Crawford. Sogar in der von ihrer Adoptivtochter verfaßten Biographie *Mommie Dearest* werden, um ihren Charakter einer grausamen Stiefmutter noch mehr hervortreten zu lassen, ihre roten Haare unterstrichen, ein wirkungsvolles Merkmal der Ruchlosigkeit.

Rothaarig, aber nicht immer, ist Meryl Streep, die von Platinblond bis hin zu dunklem Kastanienbraun variiert, die aber das typische Äußere einer Rothaarigen hat, die Haut, die Augen, und die Millionen von Zuschauern durch ihre Darstellung der Frau des französischen Leutnants bekannt ist, unbeweglich am Ende der Mole, mit feuriger Haarpracht, die wie ein Segel von den Böen des stürmischen Ozeans hin und her geworfen wird. Eine hexenhafte Rolle, eine verliebte Frau, buchstäblich jenseits von Zeit und Raum.

Wer wirft dem Meister des Pokerspiels, Cincinnati Kid, Knüppel zwischen die Beine? Die rothaarige Ann Margret. Und wer liebt den Billardmeister Paul Newman in *Cincinnati Kid*? Die rothaarige Piper Laurie. Welche Mutter verführt ihren minderjährigen Sohn ohne Tragödie und mit viel Lachen in *Herzflimmern*? Die rothaarige Lea Massari. Die ehebrecherische Frau des Kommandanten in *Verdammt in alle Ewigkeit*? Deborah Kerr. Wen wählte Liliana Cavani für eine der zweideutigsten Rollen der Filmgeschichte, die deportierte Jüdin, die sich in *Nachtportier* in ihren Nazi-Kerkermeister verliebt? Charlotte Rampling natürlich. Die englische Schauspielerin gehört zum krankhaften und androgynen Typus der Rothaarigen, vom Teint her milchig, zerbrechlich und eisern. »Sie bedient sich ihres ephebenhaften Körpers ohne Schamgefühl und ohne Schüchternheit«, schrieb Mareike Boom. »Ich hasse diesen allzusehr zur Schau gestellten, leichten Typ von Fraulichkeit, ich glaube, daß der wahre Charme einer Frau ihr großes Geheimnis ist«, sagt die Rampling über sich selbst, »und man muß ihm mit Respekt gegenübertreten, denn es zu enthüllen heißt ihre Seele zu enthüllen.« Ob nackt oder spitzenbedeckt, Charlotte bleibt undurchdringlich.

Ein Foto Helmut Newtons zeigt sie nackt auf einem dunklen Schreibtisch, die Füße auf der Rückenlehne eines Sessels; vor einem Spiegel mit schwerem Rahmen wendet sie sich mit einem seltsamen Lächeln kaum zum Objektiv hin, wie eine überraschte Katze, die gleich entscheidet, ob sie kratzen oder schnurren soll. Der Film der Cavani wurde durch ihr eigenes Verschulden in Italien beschlagnahmt: Charlotte zeigte zwar nicht einen verbotenen Zentimeter Haut, aber ihre krankhafte Art des Liebesspiels mit Dirk Bogarde war für einige Behörden zu weit getrieben: Charlotte über ihm und als gute Rothaarige die treibende Kraft. Unerträglich.

Faye Dunaway erhielt die Rolle der grausigen »Mylady« in *Die drei Musketiere* (und die arme Kleine, von d'Artagnan und Kumpanen Hingerichtete, ist in den Film- oder Theaterfassungen von Dumas' Roman fast immer rothaarig, sogar in einer japanischen Bühnenfassung aus dem Jahr 1986). Die Dunaway war auch die Hauptdarstellerin des ganz besonderen Krimis *Die Augen der Laura Mars*: Sie hat die telepathische Fähigkeit zu sehen, daß Morde geschehen, ohne jedoch das Gesicht des Mörders zu erkennen, und als dieser sie am Ende überrascht (es ist – eine weitere Anomalie – der gute Polizist), sagt er zu ihr: »Ich werde Blut vergießen, das so rot wie dein Haar ist«, oder so etwas Ähnliches.

Der Film, der vielleicht alle Gemeinplätze über die Rothaarigen vereint, Erotik und tödliche Impulse und sogar einen Schuß Ironie, sind *Die roten Schuhe* von Emeric Pressburger, der 1948 großen Erfolg hatte. Moira Shearer ist die ehrgeizige, faszinierende Tänzerin, die zwischen Liebe und Kunst hin- und hergerissen ist. Wie kann man ihrem buchstäblich blutfarbenen Haar widerstehen, während sie in Pirouetten und Pas de deux dahinschwelgt, mitgerissen von einer immer stärker wirbelnden und diabolischen Musik? Es wird nicht einmal das für die Filme dieser Zeit obligatorische Happy-End geben: Unfähig, das ewige Dilemma zwischen Leben und Kunst zu überwinden, wirft sie sich vor einen Zug. Mit ihrem fatalen Charme wird sie keinen Mann mehr in Gefahr bringen. Und das ist das versteckte gute Ende, das allen, Männern und Frauen, einen großen Seufzer der Erleichterung entlockt. Alle Rothaarigen sollen zugrunde gehen. Auf der Leinwand.

Rothaarige auf der Titelseite

Sie sind ein ganz besonderer Typ, die Mädchen, die für die Titelseiten der Zeitschriften ausgewählt werden, vor allem, wenn es nicht um Mode geht. Zu einem Teil *pin-up* und zum anderen Vehikel der Werbung, sollen sie Käufer anziehen und gleichzeitig das Thema der Woche vermitteln oder, besser, symbolisieren. Rothaarige erscheinen selten auf der Titelseite. Ihre Wirkung ist verheerend und muß sorgfältig dosiert werden. Sie verkörpern beunruhigende oder, wie sie selbst, abweichende Themen, wie z.B. die Zügellosigkeit der Sexualpraktiken oder die Drogen, den Luxus und die Rebellion. Oder aber, und das ist sich wiederholende Praxis, sie sind die Inkarnation des Geistes der Zukunft, der unsicheren, zweideutigen Zeit, des Geistes eines anbrechenden Jahrhunderts.

Nicht zufällig erscheint eine der ersten Nummern der *Jugend*, der seit 1896 in München herausgegebenen Wochenzeitschrift, die dem Jugendstil seinen Namen geben sollte, mit zwei Rothaarigen auf der Titelseite: Zwei junge Frauen ziehen ein dunkel gekleidetes Männchen, kahlköpfig und störrisch, mit sich fort, einen kindhaften Alten, das Symbol des sterbenden Jahrhunderts, während sie auf die neue Ära zulaufen. Die langen, weiten weißen Kleider öffnen sich im Lauf, und die Ärmel scheinen sich in Flügel zu verwandeln. Der einzige Farbklecks auf dem hocheleganten Bild, das der Hirth-Verlag ausgewählt hat, sind die roten Haare der beiden Frauen.

Und ebenfalls, um die »neue Zeit« zu verkörpern, wählt im Oktober 1930 *Die Neue Linie* eine Frau mit metallischroten Haaren aus, die auf einem scharlachroten Diwan sitzt, während sich hinter ihr ein im Schatten fast verborgener Mann über sie beugt, um in ihr das Geheimnis des anbrechenden

Jahrzehnts zu suchen: Welches Geheimnis denn, wo binnen nicht einmal tausend Tagen Hitler an der Macht sein wird. Fünf Jahre später, im Sommer 1935, widmet die Zeitschrift *Simplicissimus*, Preis 60 Pfennig, das Titelblatt den Ferien. Der norwegische Maler Olaf Gulbransson, einer der treuesten Mitarbeiter der satirischen deutschen Zeitschrift, zeichnet ein Mädchen von hinten, das an einem einsamen Strand liegt. Sie schaut zu einer Insel am Horizont, aber der Titel Sehnsucht ist irreführend, denn die Bildunterschrift ändert die Atmosphäre: »Gott, bin ich in das Meer verliebt! Und kein Mann weit und breit, den man eifersüchtig machen könnte!« Die Zeichnung ist schwarzweiß mit einer einzigen Farbe, dem Rosa des Rückens, das, so süß und sinnlich, immer dunkler wird zu den scharlachroten Locken hin, die aus der Mütze herausspringen. Wer, außer einer Rothaarigen, könnte derart böswillig sein?

Es scheint, daß die deutschen Zeitschriften schon immer eine Vorliebe für die Rothaarigen hatten, in den französischen Veröffentlichungen hingegen sind sie seltener oder beinahe unauffindbar. Die *Frankfurter Allgemeine* setzt im Magazin vom 25. März 1985 wie der *Simplicissimus* auf Weiß- und Grautöne, und für einen Artikel über Kricket photographiert sie eine Rothaarige, die den Schläger fest in der Faust hält, mit eher selbstsicherer als drohender Miene: »Eine junge Engländerin«, erklärt die Bildunterschrift, »nimmt, wenn sie einmal nicht reitet, den Schläger in die Hand. Im Kricket-Spiel ist die Gleichheit der Geschlechter schon satte hundert Jahre alt.« Also eine Rothaarige, die den Männern Paroli bietet.

Stern und *Der Spiegel* bedienen sich stets einer Rothaarigen, wenn das Thema heikel ist. Auf der Nummer 52 des Jahres 1986 wird, um den soundsovielten Artikel über Aids vorzustellen, »die Epidemie, die uns alle bedroht«, eine kaum echte Rothaarige zum Symbol der Gefahr, zum Symbol des Todes: Während der Junge sie mit Verlangen anschaut, weist sie zerstreut auf einen makabren Eros, ein Skelett mit Pfeil und Bogen. Harmloser, aber doch arglistiger das Modell, das

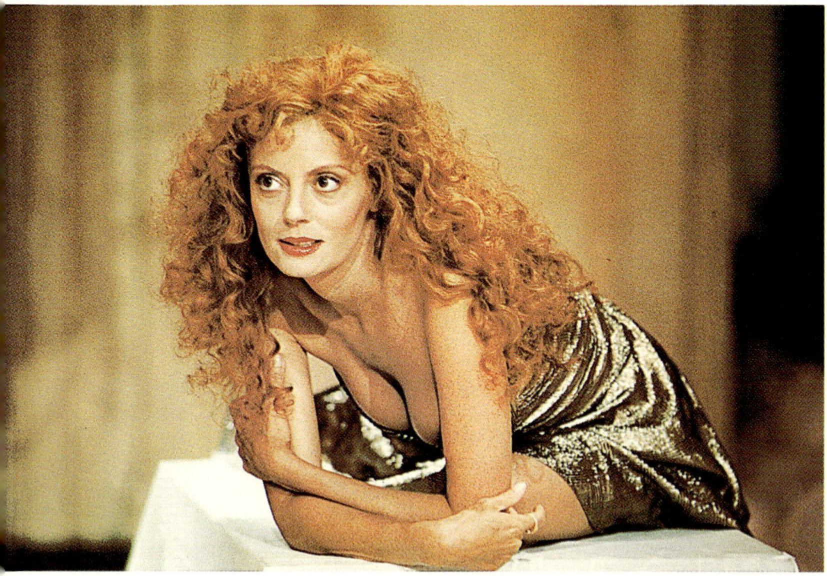

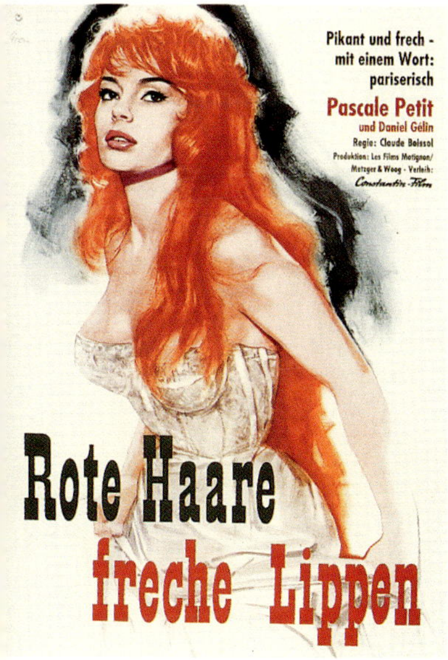

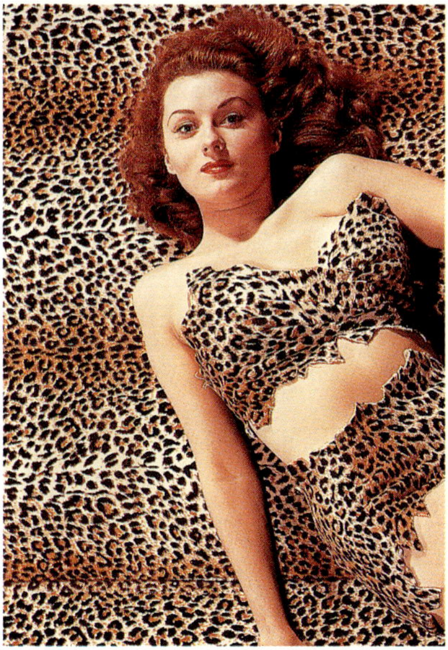

Susan Sarandon in dem Film *Die Hexen von Eastwick*, USA 1987.
Pascale Petit auf dem Filmplakat *Rote Haare – freche Lippen*.
Porträt der amerikanischen Filmschauspielerin Rhonda Flemming.

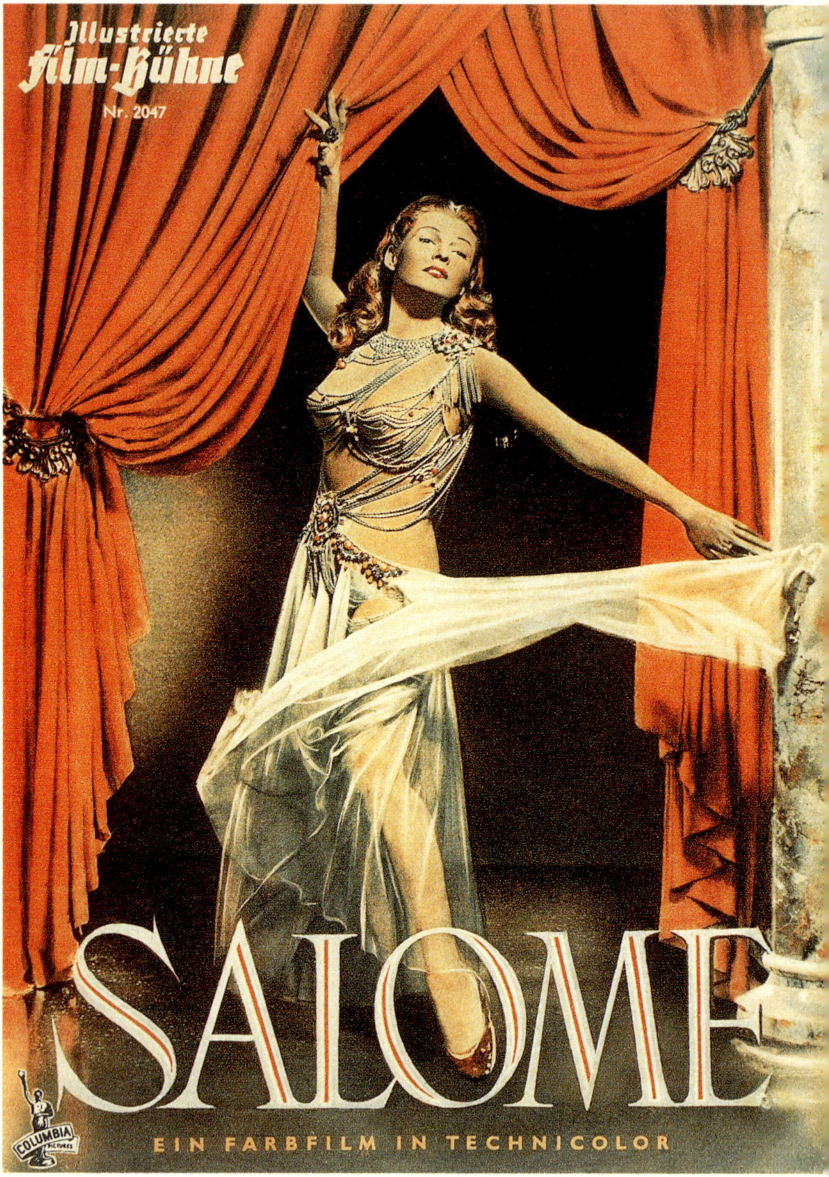

Rita Hayworth auf dem Filmplakat zu *Salome*, USA 1953.

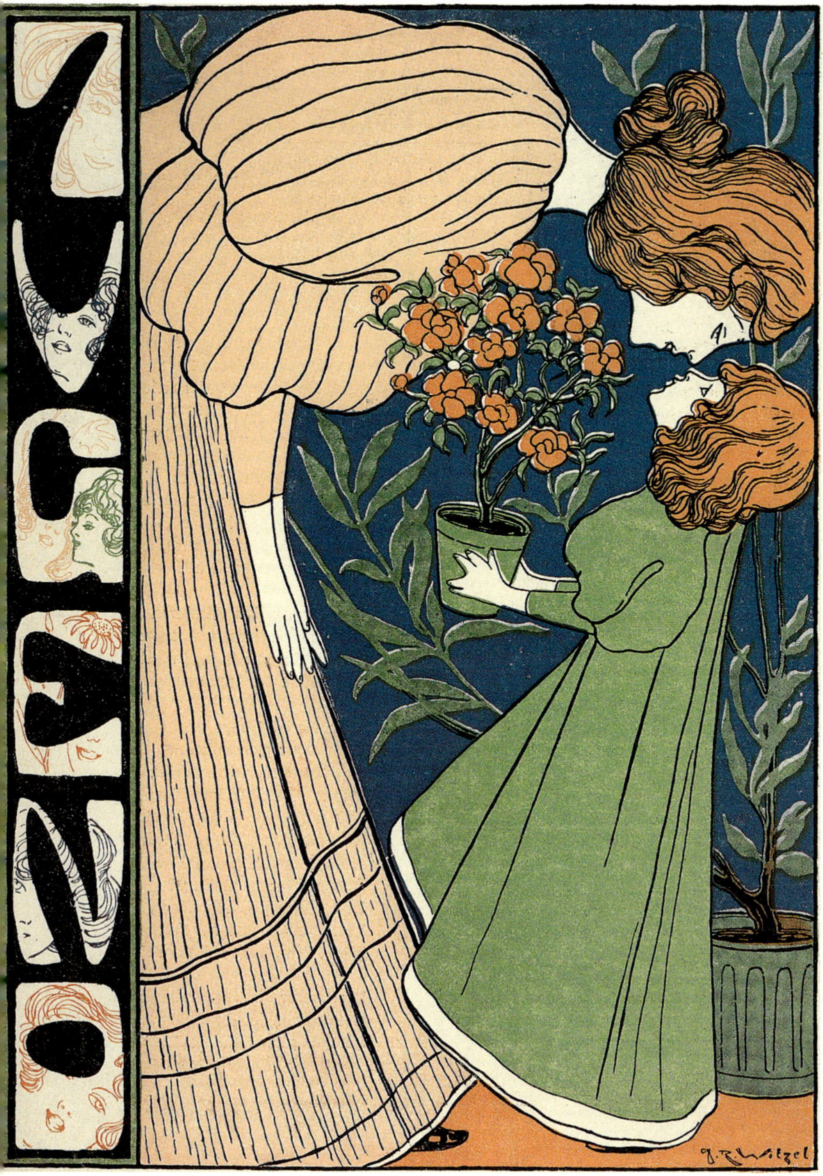

Titelseite der Zeitschrift *Jugend*, Entwurf von J.R. Witzel, 1896.

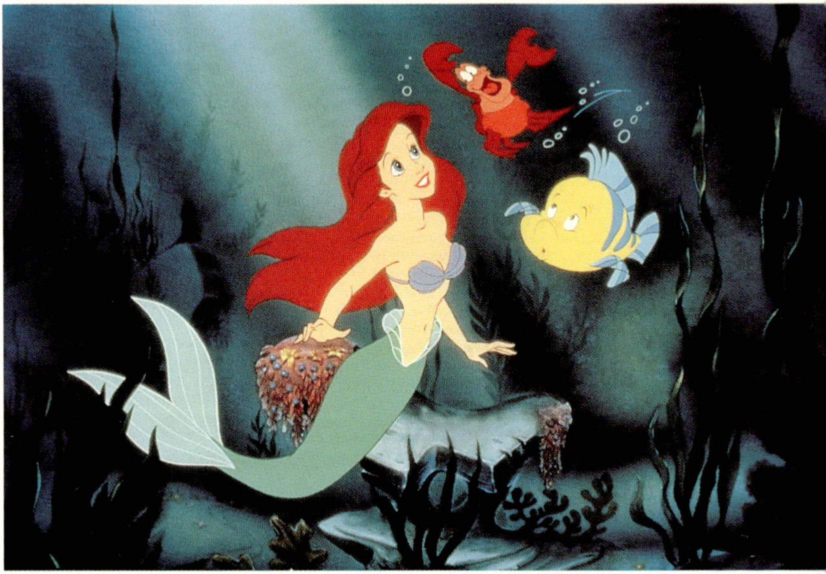

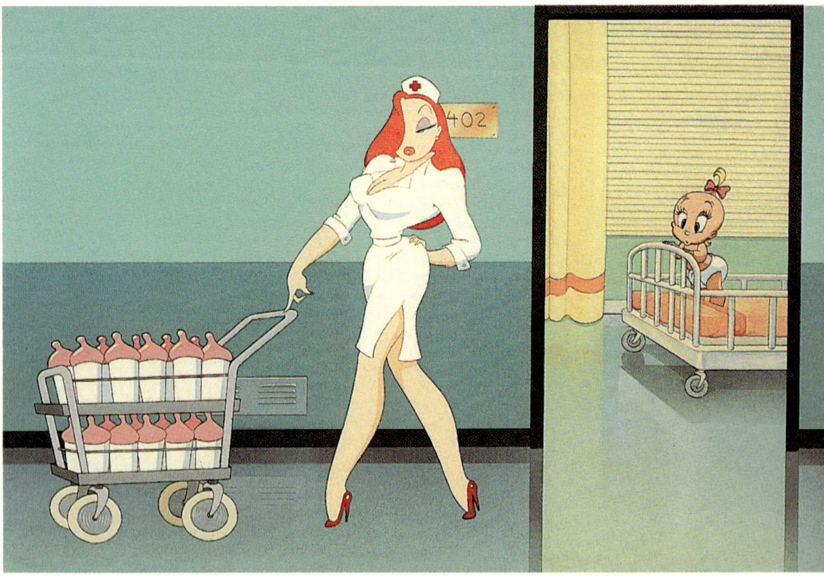

Arielle, die Meerjungfrau, TV-Serie 1995.
Jessica aus dem Film *Roger in Nöten*, USA 1989.

für den Artikel über die Geschichte der Aktphotographie auf dem Titelblatt des *Sterns,* Nummer 45 des Jahres 1984, posiert. Sie hat einen Löwenkopf, eine Mähne aus rostroten Locken: Aus dem Objektiv einer alten Balgenkamera ragt eine Hand heraus, die ihr zart an den Busen faßt. Und sie schaut den Leser an. Auch im *Spiegel* immer Rothaarige: Für die Ausgabe vom 24. November 1986 mit der »Droge« Luxus als Titelgeschichte sind die Haare des in einen tief ausgeschnittenen schwarzen Pelz gehüllten Titelmodells lang und wild, haben aber die Festigkeit von Plastik; und am 21. Juni 1982, für Kokain, die Droge der Schickeria, der feinen Gesellschaft, ist das ganze Titelbild mit Rot übergossen, wie eine giftige Aura, die aus den Haaren entspringt; und schließlich, am 31. August 1981, färben sie, um Fassbinders Film *Lola* vorzustellen, die Haare der blonden Barbara Sukowa in Hüfthalter und schwarzen Strümpfen blutrot. Erotik muß einfach rote Haare haben.

Derselben Meinung ist das italienische Comic-Monatsheft von 1984, das in der Nummer 14, um »die besten Zeichner des Phantastischen in der Welt von morgen« zu präsentieren, nichts Besseres zu bieten hat als eine Rothaarige in Stiefeln, kaum mit schwarzen Leder- und Metallstückchen bedeckt, die ein funkelndes Schwert über den Kopf eines zu ihren Füßen knienden Mannes hält. Natürlich hat das Titelblatt keinen Bezug zu dem Material im Heft selbst.

Der Kontrast zwischen dem, was der Titel verspricht, und dem Inhalt des Artikels ist groß. Die Rothaarige auf dem Titelblatt täuscht etwas vor, was dem Inhalt nicht entspricht. Je mehr man fürchtet, daß der Text langweilig und wenig aufregend ist, desto mehr versucht man, mit einem verführerischen Bild die Aufmerksamkeit des Lesers zu wecken. Der Artikel über Aids etwa wird von einem einladenden Mädchen präsentiert, rät aber zu puritanischer Klugheit. Aber wem könnte man »den Betrug« besser anvertrauen als einer Rothaarigen, die traditionsgemäß eine Meisterin des Faches ist?

Die Modezeitschriften machen von den Rothaarigen auf ihren Titelseiten nur sparsam Gebrauch. Sie kennen ihren Wert und wollen nicht, daß er verfällt. Doch für *Marie-Claire* vom Juni 1986 scheint es unvermeidbar, auf eine *rousse* für das Titelblatt zurückzugreifen, um den Artikel einzuführen: »Eifersucht, wenn die Frauen sich rächen.« Unnötig zu betonen, daß die Rache einer Rothaarigen besonders grausam ist.

Femme widmet im Januar 1986 eine Nummer den *rousses flamboyantes*, den Frauen mit flammendroten Haaren. Im Heft klingt der Artikel fast poetisch: »Sie bringen Licht in die tiefen Winter Irlands, sie bringen Licht auf unsere Titelseite ... die roten Haare ziehen den Blick auf sich und erfreuen die Augen. Sie inspirieren die Maler und Modeschöpfer. Die Mode dieses Sommers ist eine Huldigung an ihren strahlenden Charme. Ohne das rote Haar der Maureen O'Hara wäre John Fords *Weites Tal* weniger grün gewesen«, so fährt *Femme* fort, »Irma weniger süß ohne Shirley MacLaines Sommersprossen und Gilda eine einfache kleine Cabaret-Sängerin ohne das flammende Haar von Rita Hayworth. Teint wie Perlmutt und Haare wie Feuer, so blendeten uns die Rothaarigen gestern auf Hollywoods Leinwänden. Natürlich oder hingetüftelt, verführen sie heute die großen Schneider, ihr brennender Charme hüllt die Kollektionen ein.«

»Was sind ihre Geheimnisse?« fragt sich am Ende die Zeitschrift. »Um dieses unnachahmliche, Tizian so liebe Rot zu bekommen, machten sich die Venezianerinnen ihre Haare im Wasser des Canal Grande naß und ließen sie dann in der Sonne trocknen. Die der echten Rothaarigen sind immer sehr trocken, und auch diejenigen der falschen, die von den Färbemitteln geätzt sind, brauchen sanfte Kuren.« Ich berichte natürlich, ohne irgendeine Verantwortung zu übernehmen: »Brünette und Blondinen haben mitunter trockene Haut, Rothaarige aber immer. Fein und durchscheinend ist ihre milchige Haut, eine der allerschönsten, aber von äußerster Empfindlichkeit. Kälte, Sonne und Wind schonen sie selten.« Die Mode für sie, so schließt der Artikel, ist »aggressiv und weiblich zugleich«.

Eine strahlende Rothaarige, gelb und orangefarben gekleidet, erscheint auf der Februar-Nummer 1986 der englischen Zeitschrift *Company*: Die Haare sind eine nicht zu bezähmende Feuerlohe, und die Haut ist mit rosa Sommersprossen übersät. Sie scheint zart, bereit, in einem schnell brennenden, lodernden Scheiterhaufen zu verschwinden, doch es genügt der Blick hinter den Schleier der ihr bis auf die Nase fallenden Haare sowie auf die Mundfalte, um zu erahnen, daß sie sich auch in ein wildes Tier verwandeln könnte, das bereit zum Angriff und nur schwer zu beruhigen ist. Das Titelblatt von *Company* ist eine wahre Explosion von Farben, und eine weiße Überschrift in riesigen Buchstaben warnt: Red alert!, Achtung vor Rot. Leider gibt es im Inneren der Zeitschrift, wie so oft, keine Spur von einem den Rothaarigen gewidmeten Artikel.

Rothaarige in der Literatur

Marcel Proust mochte keine Frauen, und als sein Alter ego in *Im Schatten junger Mädchenblüte* (À l'ombre des jeunes filles en fleurs) am Strand einen Schwarm schwatzender kleiner Mädchen trifft, ist er zunächst von ihnen ähnlich angewidert wie Lampedusas *Der Leopard*, als er beim letzten großen Ball im Palazzo von Palermo die zeternden, affenartigen Erbinnen der sizilianischen Adelshäuser beobachtet: »Ich hatte die Radfahrerin mit den blitzenden Augen so lange angeschaut, daß sie es bemerkt zu haben schien und zu der größten ihrer Gefährtinnen etwas sagte, was ich nicht verstand, worüber diese jedoch lachte. Eigentlich war die Brünette gar nicht die, die mir am besten gefiel, gerade weil sie brünett war und weil (seit jenem Tage, da ich von dem kleinen Pfad in Tansonville aus Gilberte gesehen hatte) ein rotblondes junges Mädchen mit goldgetönter Haut für mich das unerreichbare Ideal geblieben war.«

Er verliebt sich also ausgerechnet wegen der Haarfarbe in Gilberte; oder er glaubt, es sei nur möglich, sich in eine Frau wie Gilberte zu verlieben, und nur bei ihr läßt er sich auf den Tausenden von Seiten der *Suche nach der verlorenen Zeit* gehen, in der einzigen Episode, bei der er in ein sexuelles Spiel hineingezogen wird, als er kämpft, um ihr im Lorbeergebüsch einen Brief zu entreißen: »Sie hielt den Brief auf den Rücken, ich legte meine Hände um ihren Hals und schob sie bis unter ihr Haar, das sie offen auf die Schultern herabfallend trug, entweder weil es noch ihrem Alter entsprach oder weil ihre Mutter wollte, daß sie länger kindlich wirke, um selbst dadurch jünger zu scheinen; eins übers andere gebeugt, rangen wir miteinander. Ich versuchte, sie an mich zu ziehen, sie leistete Widerstand; ihre eiferheißen Wangen waren wie Kirschen so rund und rot; sie lachte, als kitzelte ich sie; ich hielt sie zwischen den Knien fest wie einen jungen Baum, auf den ich steigen wollte; mitten in dieser Gymnastik aber, ohne daß ich stärker atmete, als ich es infolge der Muskelanstrengung und in der Hitze des Spiels ohnehin schon tat, strömte genau so wie ein paar Schweißtropfen, die die Anstrengung einem entlockt, meine Lust aus mir, ohne daß ich auch nur Zeit gehabt hätte, sie richtig auszukosten ...«

Eine Rothaarige war nötig, um Proust zu einem Orgasmus zu zwingen, der aber wohl mehr seinem Willen als der heranwachsenden böswilligen Tochter von Charles Swann und Odette abgenötigt war. Jedenfalls verdanken wir Proust eine beispielhafte Prüfung Gilbertes, die mit Mutter und Vater verglichen wird, dem sie ähnlicher ist, so als ob die männliche Ader im »roten« Charme des Mädchens betont werden müßte:

»Indessen blieb Gilberte, die schon zweimal aufgefordert worden war, sich zum Ausgehen umzuziehen, zwischen ihren Eltern sitzen, um uns zuzuhören; sie hatte schmeichelnd den Kopf an die Schulter ihres Vaters gelehnt. Nichts kontrastierte auf den ersten Blick mehr mit der brünetten Madame Swann als dies junge Mädchen mit dem rotblonden Haar und der goldigschimmernden Haut. Aber gleich darauf erkannte man in Gilberte viele Züge – zum Beispiel die mit plötzlicher und eigensinniger Entschlossenheit endende Nase, die von dem mit seinem Meißel an mehreren Generationen arbeitenden unsichtbaren Bildhauer so geschaffen worden war –, den Ausdruck, die Bewegung ihrer Mutter wieder; oder um einen Vergleich aus einem anderen Gebiet der bildenden Kunst zu entnehmen: sie sah aus wie ein noch nicht sehr ähnliches Porträt von Madame Swann, die der Maler aus einer koloristischen Laune heraus, teilweise verkleidet, vielleicht im Begriff, als Venezianerin zur ›Kopfredoute‹ zu gehen, für sich hätte sitzen lassen. [...]

Gilberte sah aus wie die Verkörperung eines Fabeltiers oder einer Gestalt aus der Mythologie. Die Haut der Rotblonden glich der des Vaters so sehr, daß es schien, die Natur habe bei der Erschaffung von Gilberte das Problem zu lösen gehabt, nach und nach Madame Swann unter ausschließlicher Verwendung der Hautsubstanz von Monsieur Swann nachzuschaffen ... Man darf sich jedoch die Grenzlinie zwischen den Ähnlichkeiten nicht ganz klar vorstellen. [...]

So sah man die beiden verschiedenen Naturen der Eltern Swann wogen, fluten und sich überschneiden im Leib dieser Melusine.

Natürlich weiß man, daß ein Kind seine Eigenschaften von Vater und Mutter bezieht. Aber die Vorzüge und Fehler von beiden Seiten verteilen sich so seltsam, daß man von zwei guten Veranlagungen, die bei dem Vater oder der Mutter untrennbar schienen, bei dem Kinde vielleicht nur eine antrifft, dafür aber in Verbindung mit einem der Fehler des anderen Elternteils, welcher mit ihr gerade ganz unvereinbar schien. [...] Tatsächlich war Gilberte nun eine einzige Tochter, doch es gab mindestens zwei Gilbertes. Die beiden Naturen, die des Vaters und die der Mutter, mischten sich nicht nur in ihr, sie machten sie sich streitig; doch auch das gibt noch kein genaues Bild und könnte die Vermutung aufkommen lassen, eine dritte Gilberte sei inzwischen zum leidenden Opfer der beiden anderen geworden. Tatsächlich aber war Gilberte abwechselnd die eine und die andere, und zwar in jedem Augenblick nur ganz und gar die eine ...«

Eine lange Beschreibung – leider geben wir sie um wenigstens zwei Drittel gekürzt wieder –, die enthüllt, was nicht nur Prousts Reaktion auf den Charme einer Gilberte war, sondern die vieler Männer. Das Mädchen wird als andersartig wahrgenommen, insofern doppelt und zugleich einzig, weiblich und männlich in einem. Was Proust anzieht, die Ähnlichkeit mit dem väterlichen Teil, der als gut wahrgenommen wird, in Kontrast zu dem mütterlichen, weiblichen, doppeldeutigen und unsicheren Teil und dennoch damit gemischt, ruft häufig die instinktive Abneigung der anderen Männer gegenüber den Rothaarigen hervor. Man beschuldigt sie oft, daß sie »kastrieren« – wie wir gesehen haben –, insofern als sie männliche Frauen wären, ohne jedoch auf den darin enthaltenen Widerspruch zu achten, man klagt sie auch der Hexerei an, und zwar im übertragenen und im eigentlichen Sinn, weil sie ihre weiblichen Künste mit raffinierter Perversion einzusetzen verstehen. Gilbertes Mann Robert versucht, sie in Männerkleider zu stecken, und die Herzogin von Guermantes klagt sie an, ihren Tod verschuldet zu haben, und versichert unverblümt: »Sie ist ein kleines Ungeheuer.«

Eine andere, beständig wiederkehrende Anklage finden wir in den Briefen und Erinnerungen jener Männer wieder, die Rothaarige wie Alma Mahler, Lou Salomé oder Misia Sert liebten, oder in den Urteilen der Kritiker über die Werke Colettes, verbunden mit dem Hinweis auf ihren männlichen Charakter. Liebte es die rothaarige Sarah Bernhardt nicht, in Hosenrollen aufzutreten?

Der Irrtum ist auf den Umstand zurückzuführen, daß die Rothaarigen »andersartig sind«, oder besser, daß sie den Mut haben, sich anders als die anderen Frauen zu verhalten, nicht etwa, weil sie männlich wären, sondern nur, weil sie das Klischee der Männer, wie Frauen zu sein haben, nicht erfüllen. Gewöhnlich passen sich Frauen, bewußt oder nicht, an das Wunschbild der Männer an, um sie besser verführen zu können. Die Rothaarigen, denen von ihren Freundinnen wie auch vom anderen Geschlecht seit dem Kindesalter vorgeworfen wird, anders zu sein, versuchen, sich mit dieser Andersartigkeit abzufinden, sie zu verstehen, und viele drehen das Spiel, dessen Opfer sie sind, um: Sie werden stolz auf ihr Anderssein, sie kultivieren es, verstärken es womöglich und betonen die Merkmale einer Rothaarigen, indem sie die Fehler, die ihnen vorgeworfen werden, als Tugenden begreifen und am Ende paradoxerweise die ihnen gegenüber herrschenden Vorurteile rechtfertigen.

Dieses Streiflicht auf die Rothaarigen der Literatur kann und will keine vollständige Auswahl sein, kein bürokratisch genaues Verzeichnis, das weder einen Autor noch eine Figur oder ein Werk vergißt. Es wird bei Stendhal und Dostojewski, Tolstoi und Balzac, Dickens oder Manzoni Rothaarige geben, und sicherlich hat jeder Leser den Wunsch, die ihm bekannten nicht übergangen zu sehen. Mein Wunsch ist es, repräsentative Beispiele aus der Typologie der Rothaarigen in der erzählenden Prosa und Poesie zu liefern.

Bei den talentierten Schriftstellern werden Einzelheiten selten per Zufall ausgesprochen. Jedes Element hat im Aufbau des Kunstwerks eine ganz bestimmte unverzichtbare Wichtigkeit. Warum und wann also beschließt ein Autor, bewußt eine Figur, und insbesondere eine weibliche, mit roten Haaren auszustatten? Die italienischen Autoren sind, was realistische Beschreibungen und Handlungen angeht, ziemlich geizig, aber ein klassischer französischer, englischer, deutscher oder amerikanischer Autor könnte schwerlich einen Roman abfassen, in dem er Männer und Frauen agieren läßt, die er seinen Lesern nicht vorgestellt hat, und zwar im Detail.

Das rote Haar wird selten gebraucht, weil es die Figur auf entscheidende Weise charakterisiert. Und es sind beinahe immer Ausnahmegestalten, im guten wie im bösen. Aus Gründen der Wahrhaftigkeit werden die großen Schriftsteller gewöhnlich nicht zur Beute üblicher Gemeinplätze, und einige unter ihnen scheinen wie gewisse Maler eine Vorliebe für Rothaarige zu haben, sie wissen ihre Faszination zu schätzen und diese aufs Papier zu bringen. Auch die »Bösen« zeigen eine besondere Niedertracht, die niemals vulgär und düster ist. Eine diskrete Faszination der Bosheit nach ihrer Manier.

Charles Baudelaire, um auf französischem Terrain zu bleiben, widmet ein langes Gedicht, das Sonett LXXXVIII der *Blumen des Bösen* einer Bettlerin mit roten Haaren. Am Anfang scheint er zu unterstellen, daß die Farbe ihrer Haare ein Grund für ihre Armut ist, ein Beweis für irgendeinen finsteren Charakterzug, also das übliche Vorurteil, doch von Vers zu Vers wird der Dichter von seiner Figur immer mehr eingenommen.

An eine rothaarige Bettlerin

Mädchen weiß im Rotgelock,
Deren schlimm zerfetzter Rock
Sehn läßt alle Armut schier
Und Schönheit mir,

Deinem bleichen Dichter ist
Dieser Leib, den Krankheit frißt
In der braunen Sprossen Gold
So seltsam hold.

Trägst doch die Pantinen du
Freier als den samtnen Schuh
Eine Fabelkönigin
Im Hermelin.

Daß für schlechten Lumpenstand
Schleppe wogend Hofgewand
Rauschen in der Falten Fluß
Um deinen Fuß;

Daß statt Strumpfes Löcherpracht
Zu der Herrn Verführer Acht
Goldner Dolch an deinem Bein
Blinke fein;

Daß für unsre Sündenschuld
Durch gelöste Locken Huld
Deiner Brüste schimmernd bricht
Wie Augenlicht;

Daß dein Arm auf drängend Flehn
Warte, an das Kleid zu gehn,
Und in munterem Zorn verbannt
Zu dreiste Hand –

Suchten Perlen reinsten Lichts,
Verse feilen Lobgedichts,
Von verstockter Freierschaft
Für dich gerafft,

Alle Reimer im Revier,
Widmend ihren Erstling dir,
Haschend deiner Schuhe Spur
Im Treppenflur,

Pagen, in den Wandelstern
Ihres Tags verliebt, und Herrn
Hoch von Stand und Dichter keck
Dein frisch Versteck.

Deine Betten hehlten dir
Küsse mehr als Wappenzier,
Zwängen manchen Königssohn
In deine Fron!

– Doch du strolchest mit dem Pack,
Kramst in deinen Bettelsack
Reste Brotes aus dem Dreck
Am Straßeneck;

Schaust im Gehn, und schielst dazu,
Schmuck dir an für zwanzig Sous,
Den ich, leider! nicht mal dann
Dir schenken kann.

Zieh denn ohne andern Staat,
Perlen, Wohlgeruch, Brokat,
Nur in magerer Nacktheit Zier,
Du Schöne mir!

Die Bettlerin Baudelaires, die mit solcher Fülle von Einzelheiten gezeichnet ist, daß sie einem Bild Dante Gabriel Rossettis zu entspringen scheint, kann dank ihrer roten Haare mit den Damen bei Hofe konkurrieren, sogar mit der Königin, allerdings ohne dazu für sie unnütze Flitter, außer dem für eine Femme fatale unentbehrlichen tödlichen kleinen Dolch, und sei er auch aus Gold.

Guillaume Apollinaire versteigt sich ohne Vorbehalte zu einer Elegie des »roten Charmes«. Die Schönheit einer rothaarigen Frau, so merkt er an, mag wohl die glänzendste sein, aber sie ist auch die, die als erste vergeht:

Sie hat das zauberhafte Aussehen
einer wunderschönen Rothaarigen
Ihr Haar ist wie Gold
ein schöner Blitz, der andauert
oder diese Flammen, die sich
in den verwelkenden Teerosen verzehren.

Demgegenüber liebt Emile Zola, bei dem es Mädchen mit rotem Haar im Überfluß gibt, diese weniger. Schon auf der ersten Seite des Romans *Die Beute* beäugen sich die Damen gegenseitig bei der Droschkenfahrt durch die Allee:

»Sieh da«, sagte Maxime, »dort in dem Kupee sitzt Laure d'Aurigny ... Schau doch mal hin, Renée!« Und die Freundin erhebt sich, versucht, Laure trotz der Entfernung und ihrer kurzsichtigen Augen zu mustern, und bemerkt:

»Ich glaubte, sie sei durchgebrannt«, [...]. »Hat sie nicht die Haarfarbe gewechselt?«

»Ja«, antwortete Maxime lachend, »ihr neuer Geliebter kann Rot nicht ausstehen.«

Man verabscheut natürlich nicht Rot, sondern die Rothaarigen, und es genügt nicht, sie da zum Umfärben der Haare zu bringen, damit sie sich ändern. Ferner würde sich keine Rothaarige dazu herablassen, einer solchen Anordnung zu gehorchen, sofern sie einen Liebhaber braucht: Sie findet immer jemanden, der Rot anhimmelt.

Kehren wir zu Zola zurück. In *Germinal*, dem Roman über

die Revolte der Minenarbeiter, sagt er von der Heldin, der fünfzehnjährigen Cathérine:

»Beide Hände in ihr rotes Haar krampfend, das ihr wirr in Stirn und Nacken hing, reckte sie sich.«

In diesem Fall dient die Frisur dazu, die auch im moralischen Sinn elende Situation zu betonen, in der die Arbeiter und ihre Familien leben, aber im Finale, als die Streikenden dem Angriff der Soldaten Widerstand leisten, verwandelt sich Cathérine:

»Plötzlich sah man inmitten dieser Furien auch Cathérine, wie sie mit erhobenen Fäusten und der ganzen Kraft ihrer kleinen Arme halbe Ziegelsteine schleuderte. Sie hätte nicht zu sagen gewußt, warum. Aber sie erstickte, kam fast um vor Begier, jemand zu töten. Wollte denn das verfluchte Elendsdasein noch immer kein Ende nehmen? Sie hatte es satt, von ihrem Mann geohrfeigt und davongejagt zu werden und wie ein entlaufener Hund auf den aufgeweichten Wegen herumzuirren … Und so zerbrach sie Ziegel und schleuderte sie blindlings von sich, einzig von dem Gedanken beherrscht, alles hinwegzufegen – die Augen so blutunterlaufen, daß sie nicht einmal sah, wem sie die Kinnlade zerschmetterte.«

Die roten Haare also, sagt Zola, gaben ihr Heftigkeit und Kraft, aber nicht Urteilsfähigkeit, sie rebelliert und weiß nicht, warum. Es scheint fast, als interessiere es sie nur, zu zerstören, zu zerbrechen, Böses zu tun. Sie rächt sich wie ein mißhandeltes Tier, nicht wie ein menschliches Wesen. Rote Haare haben auch einige der berühmtesten weiblichen Figuren in Thomas Manns *Buddenbrooks*, wie zum Beispiel Elisabeth:

»… war sie auch keine Schönheit zu nennen, so gab sie doch mit ihrer hellen und besonnenen Stimme, ihren ruhigen, sicheren und sanften Bewegungen aller Welt ein Gefühl von Klarheit und Vertrauen. Ihrem rötlichen Haar, das auf der Höhe des Kopfes zu einer kleinen Krone gewunden und in breiten künstlichen Locken über die Ohren frisiert war, entsprach ein außerordentlich zartweißer Teint mit vereinzelten kleinen Sommersprossen.«

Noch stärker ist im letzten Teil des Romans Gerda Arnoldsen, beinahe ein magisches Geschöpf, das Thomas Vitalität und Kraft einflößt: »Gerdas Geigenspiel hatte für Thomas bislang, übereinstimmend mit ihren seltsamen Augen, die er liebte, zu ihrem schweren dunkelroten Haar und ihrer ganzen außerordentlichen Erscheinung, eine reizvolle Beigabe mehr zu ihrem eigenartigen Wesen bedeutet; ...«

Und wie viele Rothaarige (Frauen und Männer) in den Erzählungen Joseph Roths oder Isaac B. Singers in den weltverlorenen Dörfern Mitteleuropas. In der Erzählung *Der tote Violinspieler* ragt unter allen die phantastische Gestalt der »Lieben Yentl« heraus, des hübschen, seltsamen Mädchens, fast eine Hexe:

„Sie kümmerte sich wenig um die Angelegenheiten im Haus, hatte ein Zimmer für sich, in das sie sich oft zurückzog, um Bücher mit Erzählungen zu lesen oder Briefe vom galanten Sekretär zu kopieren. Als sie alle ihre Bücher mit Erzählungen zu Ende gelesen hatte, hatte sie heimlich damit begonnen, welche aus der Bibliothek ihres Vaters zu nehmen. Sie war auch tüchtig im Nähen und Sticken. Ihr gefielen schöne Kleider. Liebe Yentl hatte die Schönheit der Mutter geerbt, aber die roten Haare kamen vom Vater. Wie der Bart des Vaters waren ihre Haare ungewöhnlich lang; sie reichten ihr bis zu den Lenden.«

Liebe Yentl mit dem blassen Gesicht und den grünen Augen wächst wild auf wie eine Klette, mit dem Kopf voller Grillen und Phantasien. Sie hat keine Freunde und findet die anderen Mädchen ordinär und rückständig: »Sie glaubt, die Leute lachen über sie und zeigten mit dem Finger auf sie. Sie hat nicht alle Tassen im Schrank: Sie spielt mit der Katze, macht einsame Spaziergänge über die Via dei gentili, die zum Friedhof führt. Wenn jemand zu ihr spricht, erbleicht sie und gibt keine vernünftigen Antworten, einige halten sie für taub, und wieder andere lassen durchblicken, daß sie ihre Freude an der Zauberei hat. In einer Vollmondnacht hat man gesehen, wie sie über die Weide jenseits der Brücke ging und sich das ein oder andere Mal bückte, um Blumen oder Kräuter zu pflücken. Wenn sie über sie sprachen, spuckten die Frauen aus, um den bösen Blick fernzuhalten.«

Wie in Prousts Gilberte unterstreicht man das »Gemisch« von Weiblichem und Männlichem, und die Haare »kamen vom Vater«. Jene große flammende Haarpracht, die ihr bis auf den Rücken fällt, läßt sie auf den Straßen des Dorfes schon von weitem auffallen und isoliert sie. Sie ist schön, aber auch intelligent, und ihr Verlangen nach Lektüre wird als eine weitere Sonderbarkeit angesehen. Als ihr Verlobter stirbt, wird Liebe Yentl vor Kummer krank und von einem *Dibbuk* befallen, einem Dämon, der Seele eines toten Geigers namens Getsl. Eine Dämonisierte mit roten Haaren, die vergeblich versucht, sich vom Dämon zu befreien, und als sie selbst stirbt, verwandelt sie sich ebenfalls in ein Gespenst:

»In tiefer Nacht sah man sie manchmal zum Brunnen gehen und einen Eimer Wasser holen ... Sie schien keinen einzigen Tag älter geworden. Ihr Gesicht wurde dabei immer blasser und ihre Haare noch röter und länger.«

Rot bezeichnet magische Menschen, hexenhafte oder exzentrische.

Rothaarig ist Augusta, die in Graham Greenes *Die Reisen mit meiner Tante* einen erstaunten Neffen, den ruhigen Henry, von Abenteuer zu Abenteuer schleppt (»mich erstaunten ihre Haare von brennendem Rot, die hoch wie ein Denkmal über ihrem Kopf frisiert waren«), und unweigerlich muß man an die Francesca aus Alfred Anderschs *Die Rote* denken. Ein Herr beobachtet sie in einem Café in Venedig und denkt bei sich:

»Es ist schwer, sich zwischen einer jungen und einer Frau in mittleren Jahren zu entscheiden, besonders wenn sie beide schön und rothaarig sind, man müßte mit beiden zusammen ins Bett gehen, eine vergleichende Studie in Rothaarigkeit und der hellen Haut der Rothaarigen und der berühmten Sinnlichkeit der Rothaarigen ...«

Und ein anderer Herr wird im Zug von Mailand nach Venedig von analogen Gedanken ergriffen:

Merkwürdig, eine Frau ohne Gepäck, das ist doch sehr merkwürdig, aber diese Ausländerinnen sind ja verrückt, vielleicht hat sie eine Wohnung in Mailand und einen Geliebten in Venedig oder umgekehrt, die Rothaarigen sollen ja schärfer sein als andere.

»Es gibt immer etwas bei den Rothaarigen, das nicht geht«, schreibt Truman Capote in *Erhörte Gebete* und spricht dabei über die rothaarige Kate McCloud, eine Art Ungeheuer, das ihn an eine geheimnisvolle, rätselhafte Heldin erinnert:

»... Bei Rothaarigen gibt's immer irgendwelche Mängel. Das Haar ist kraus, oder es hat die falsche Tönung, zu dunkel und zu hart, oder zu hell und zu schlapp. Und die Haut – die kann die Elemente nicht vertragen: wird verfärbt vom Wind, von der Sonne, von allem. Eine wirklich schöne Rothaarige ist seltener als ein makelloser vierzigkarätiger Taubenblut-Rubin – oder selbst ein nicht makelloser. Aber keine dieser Einschränkungen galt für Kate. Ihr Haar war wie ein Wintersonnenuntergang, mit den fahlen Strahlen eines allerletzten Glühens. Und die einzige Rothaarige, die einen dem ihren vergleichbaren Teint hatte, war Pamela Churchill. Aber Pamela ist Engländerin, und sie wuchs gleichsam durchtränkt vom Tau des englischen Nebels auf – etwas, was Dermatologen auf Flaschen ziehen sollten.«

Die Hauptfigur von Patrick Süskinds Roman *Das Parfüm* will dagegen den besonderen Geruch der Rothaarigen in seine Fläschchen füllen. Mit einem hochsensiblen Geruchssinn begabt, wird er von den gerade eben heranwachsenden Mädchen angezogen und bringt sie um, um aus ihren Körpern jene Säfte zu ziehen, die es ihm erlauben »sein« Parfüm zuzubereiten, und die geeignetsten Mädchen sind die mit roten Haaren, auch wenn der Autor das nicht eigens hervorhebt. Liebe und Zurückweisung eng vereint, wie in Curzio Malapartes krankhafter Erinnerung an die erste Liebe zu einer Rothaarigen, als er kaum älter als ein Kind in der Toscana auf dem Land war:

»Sie war die Tochter eines Fuhrmanns aus Santa Lucia, ein Mädchen mit roten Haaren, ein enormer Lockenkopf, eine weiße mit Sommersprossen übersäte Stirn ... Die Kleine schläft, halb ausgezogen, auf einer Wiese, und der Junge kommt hinzu … Dieses rote Haar, diese weiße Stirn […] hatten mir immer eine fieberhafte Benommenheit gegeben … ich fühlte mich von ihr angezogen, hingestoßen zu ihr von einer dunklen Macht, der ich mit einer Art Furcht zu widerstehen versuchte.« Die ländliche Idylle wird mit einem Schlag von einer Explosion der Gewalt unterbrochen: Der junge Curzio ergreift, gleichsam getrieben von der Leidenschaft, die er nicht zu beherrschen weiß, einen Stein und schleudert ihn gegen das Mädchen, trifft sie an der Stirn, flieht, während sie erwacht: »Ein Schrei bricht aus ihrem Mund, ein Sturzbach von Blut überströmt ihr Gesicht.« Ein Kommentar erscheint uns überflüssig.

Eine weitere Rothaarige finden wir im Titel eines Romans von Milena Milani, *Die Rothaarige aus der Via Tadino*, eine »eigenwillige, sinnliche Mailänder Sekretärin«, wie man im Klappentext lesen kann, die viele Liebschaften erlebt, und zwar mit totaler Hemmungslosigkeit, eben wie eine Rothaarige. Sie betrachtet sich und vergleicht sich mit der Reproduktion eines Bildes im Kalender: »… im Januar war es ein Renoir, ein blühendes Mädchen mit roten Haaren genau wie meine. Am Tag davor hatte ich sie mir kurz geschnitten, und der Friseur hatte mir noch eine leichte Dauerwelle gemacht, damit sie fülliger schienen. Jetzt ähnelte mein Kopf einem Federbett, und ab und zu faßte ich ihn an, um zu fühlen, ob alles in Ordnung war.«

Noch eine Rothaarige, aber einen ganz anderen Typ, finden wir in *Die Frau des Feindes* von Alcide Paolini. Es ist eine bäuerliche, kräftige Rothaarige, aber auch hier hat ihre Sexualität etwas Dämonisches, Symbol eines beinahe heidnischen Sex: »Karottenrote Haare, zwei feste, dicke Brüste und ein ebensolcher Hintern, die in einem geblümten Baumwollmorgenrock schwankten, gerade, muskulöse Beine, ein offenes Gesicht, kastanienbraune, zwinkernde Augen.« Paolo, der junge Mann, der während des Krieges in einem Bergdorf die Liebe entdeckt, betrachtet ihre naiven Porträts, die der Ehemann gemalt hat: »Ein großes Leinwandbild stellte Aida breitbeinig auf einem Schemel sitzend dar, und dort eine rosa

Vulva, groß, mitten in einem Busch flammendroter Haare ... nach kurzer Zeit wußte ich nicht mehr, wohin ich schauen sollte, ich hatte jenes feuerrote Gebüsch vor Augen und konnte nichts anderes mehr sehen.«

Ein echter Erzähler wie Moravia läßt natürlich niemals die körperlichen Besonderheiten der Figuren weg, die überdies als Kennzeichen für ihre Persönlichkeit dienen, und in seinen Erzählungen finden wir eine hübsche Galerie Rothaariger, die ihm auch in Wirklichkeit gefallen dürften: Seine erste Frau, die Schriftstellerin Elsa Morante, war rothaarig. Allenfalls anzumerken, daß in seinen ersten Werken von Rothaarigen keine Spur ist, während sie mit einem Mal in den neueren im Übermaß vorhanden sind. Rothaarig ist die Frau in *1934*, die die Aufmerksamkeit des Ich-Erzählers auf dem Schiff nach Capri erregt.

Zu guter Letzt noch ein Blick auf die Rothaarige in der Dichtung. Das berühmteste Gedicht stammt von Goethe, das zwar anscheinend mit dem Thema nichts zu tun hat, doch bei aufmerksamer Lektüre, so glauben wir, kann man keine bessere Schlußfolgerung für die »Liebe mit einer Rothaarigen« finden. In seiner offenkundigen Leichtigkeit wurde das 1789 geschriebene *Heideröslein* immer als eine anmutige Ballade der Liebe interpretiert, und andererseits finden sich selten Verse, in denen von Liebe keine Spur zu finden ist, Verse, die alle von einer sadistischen Sinnlichkeit durchdrungen sind. Man hat auch gesagt, daß es die Einfachheit des Volkes ausdrückt, so als ob die Hirten der Wirklichkeit jene rosigen, wohlriechenden à la Boucher wären und das Volk auch in der Liebe gut und naiv sein müßte.

Noch klarer ist im Gegensatz dazu der Refrain eines Liedes aus dem 16. Jahrhundert, das Goethe inspirierte:

Liebst du mich, so lieb ich dich,
Röslein auf der Heyden.

Das ist nicht Übertragung der Sinne, sondern Ausdruck von zynischer und vorsichtiger Gleichheit der Rechte. Es gibt sogar eine Vorahnung von Carmen, einer anderen harten, grausamen Geschichte. Lesen wir bei Goethe nach:

Sah ein Knab' ein Röslein stehn,
Röslein auf der Heiden,
War so jung und morgenschön,
Lief er schnell, es nah zu sehn,
Sah's mit vielen Freuden.
Röslein, Röslein, Röslein rot,
Röslein auf der Heiden.

Knabe sprach: »Ich breche dich,
Röslein auf der Heiden.«
Röslein sprach: »Ich steche dich,
Daß du ewig denkst an mich,
Und ich will's nicht leiden.«
Röslein, Röslein, Röslein rot,
Röslein auf der Heiden.

Und der wilde Knabe brach
's Röslein auf der Heiden;
Röslein wehrte sich und stach,
Half ihm doch kein Weh und Ach,
Mußt' es eben leiden.
Röslein, Röslein, Röslein rot,
Röslein auf der Heiden.

Goethes Verse dienen auch heute noch so manchem Verliebten, der unheilbar romantisch ist, und aufgrund häufigen Gebrauchs, ähnlich wie bei Leonardos Mona Lisa, haben sie einen falschen honigsüßen Geschmack angenommen, der typisch ist für die kommerzielle Literatur, die von der Liebe lebt und von ihr handelt.

In der erzählenden, süßlichen und leidenschaftlichen Herz-Schmerz-Literatur, die man überall konsumieren kann, in der Straßenbahn wie im Schlafzimmer, die man liest und wegwirft, sind die Rollen nach einem alten erprobten Klischee streng aufgeteilt. Die Autoren dieser Literaturgattung haben keine Zeit zu verlieren, da sie an Schreibrhythmen von der Art eines Fließbandes gebunden sind, und wollen auch ihre Leserinnen keine Zeit verschwenden lassen (die weibliche Form wird aus Gründen der Konvention benutzt, in Wirklichkeit sind gut dreißig Prozent der Nutznießer seriöse Herren).

Man möge also keine Überraschungen erwarten. Das ist ein Luxus, den man sich nicht erlauben kann: Er würde zu viele Seiten der Erklärung kosten. Die Brünette wird dem häuslichen Herd zugeordnet oder soll, wie auch immer, in der Ruhe ihrer vier Wände enden. Als Schwester, Mutter oder Ehefrau verkörpert sie fast immer die mütterlichen Berufe, quirlige Krankenschwester, ordentliche Lehrerin und so weiter. Es gibt auch die Variante der einheimischen Wilden, feurig und einfach, die der süßen Lady vom Dienst ihren Forscher streitig macht: aber brünett ist sie aus ethnischen Gründen, und später stirbt sie gewöhnlich, um den Geliebten zu retten.

Auch die Blondine kann den weißen Kittel anziehen, aber für eine wirkliche Kur würde sich ihr niemand anvertrauen. Und das gibt auch niemand vor: Sie existiert, um das Leben des gesunden Helden wiederzubeleben, ist der Ruhepol für den Krieger, sei es nun ein SS-Unteroffizier, ein Seeräuber oder ein Cowboy. Ein Ruhepol – an der Seite einer Rothaarigen schwerlich vorstellbar. Rothaarigkeit bringt den Abenteurer zusätzlich in Gefahr. Zwar erobert er sie am Ende, gerät aber dabei ins Schwitzen und riskiert mehr als gegen Alligatoren, Rothäute, Haie und Kopfjäger. Oder aber die Rothaarige ist die Gegenspielerin, diejenige, die der Blondine oder der Brünetten vom Dienst den Helden streitig macht; weit weniger nachgiebig und verständnisvoll als die Einheimische, gibt sie sich niemals geschlagen, bringt alle ihre feinen Gemeinheiten an, verbündet sich mit wer weiß wem, nur um nicht nachzugeben, und am Ende verliert oder stirbt sie oft unweigerlich.

Ehrlich gesagt, man versteht gar nicht, warum er ihr immer die andere vorzieht, die vergleichsweise blaß und etwas frigide ist, aber man weiß ja, daß, seit die Welt besteht, Helden und Abenteurer nur wenig von Frauen verstehen.

Die Rothaarige ist verführerisch, aber treulos. Oder aber sie wird selbst zur Hauptdarstellerin: Seeräuberin oder Bandenführerin, unbeugsame Managerin, internationale Spekulantin. Eine Tendenz, die man eher bei Autorinnen als bei Autoren antrifft.

»... war ich im kritischen Alter von siebzehn schlank und groß (*zu* groß, fand ich), hatte feuerrotes Haar (*zu* rot für meinen Geschmack), tiefbraune Augen ...«, so beschreibt Erica Jong *Fanny*, die in der originalen *Fanny Hill* jedoch blond war. Wie es scheint, können sich Autoren nicht in eine Rothaarige hineinfühlen, sie fühlen sich deutlich unwohl, so als wenn deren Weiblichkeit komplizierter und tiefer wäre, während sie den Anspruch erheben, die Leidenschaften und Gefühle von Blondinen und Brünetten beschreiben zu können.

»Eine Frau, Mara, irische Schauspielerin mit eiskaltem Herzen und Haaren wie Feuer, die von den Bühnen Londons bis zu den einsamen Haciendas Kaliforniens eine Spur gebrochener Herzen hinter sich läßt«, verspricht verführerisch ein Viertel des Umschlags von Laurie McBains *Tränen aus Geld*. Das Besondere der roten Haare ist nicht zufällig; es wird immer als erstes zitiert, wenn sie rot sind, neben einer negativen psychologischen Kritik, ein Beweis von Bosheit (eiskaltes Herz).

Der Mann wird von der Haarpracht sogleich angezogen, nämlich vom zweiten Absatz an: »... tief seufzend zögerte der junge Mann, den Blick auf ihre gelösten Haare gerichtet, die ihr wie ein prächtiger Seidenmantel bis über die Hüften fielen. Glatt und glänzend warfen Maras Haare unter den Sonnenstrahlen stolze dunkelrote Reflexe ...«

Und sie, wie ist sie? Distanziert und unerreichbar, potztausend! »Ihre verächtliche Gleichgültigkeit entflammte ihn ...«. »Die wunderschöne junge Frau, die in hochmütiger Haltung vor ihm stand, sagte zu ihm: ›Du bist lächerlich‹, und strafte seine Liebesworte lächelnd mit Verachtung.«

Wem wird es gelingen, sie zu bezwingen und die Oberhand zu behalten? Jemand, der noch härter ist: der Abenteurer und Edelmann Nicholas, »von heißem kreolischem Blut, ebenso faszinierend wie grausam«. Kann man dieses Duell zwischen wilden Tieren Liebe nennen?

»Die jungen Männer fanden sie anziehender als die zarten Damen, die Anne zu imitieren gelernt hatte. Wenn die Herren sie auf Kutschfahrten begleiteten oder mit ihr bei einem privaten Ball in den Garten gingen, hatte Anne stets reichlich damit zu tun, die Hände abzuwehren, die nach ihren Hüften, Armen und Brüsten griffen. Die tief ausgeschnittenen engen Mieder ihrer Kleider formten ihren Busen einladend rund. Ihr rotgoldenes Haar rutschte ständig unter der Haube hervor, legte sich ihr um den Hals und fiel in den Spalt zwischen ihren Brüsten. Ihre Augen waren leuchtend grün, ihre Lippen breit und sinnlich«, so beschreibt Pamela Jekel *Anne Benny*, die Königin der Piraten. Ein vollendetes Porträt einer typischen Rothaarigen, mit Ausnahme der Lippen vielleicht, die bei rothaarigen Frauen im allgemeinen zart und dünn sind.

Ihr Vater betet sie an und verwöhnt sie:

»Wenn sie durch die Räume ging, ihre Röcke anmutig nachschleppend, versäumte er nie, eine Bemerkung über neuen Schmuck zu machen, den sie trug, oder über einen neuen Versuch, ihr lockiges rotes Haar zu bändigen. ›Es ist deine Krone, Kleine. Schneide dein Haar niemals ab. Es ist wie die Sonne auf deinem Kopf. Ich könnte dich in einer ganzen Schar anderer Frauen erkennen, nur an deinem Haar.‹«

»Anne Benny, die Korsarin mit dem bezaubernden Charme einer Sirene, gnadenlos im Kampf, süß, leidenschaftlich und unglücklich in der Liebe«, verspricht der Buchumschlag. Als illegitime Tochter hat sie das Pech, im England des achtzehnten Jahrhunderts geboren zu werden. Von den jungen Männern verfolgt, heiratet sie schließlich aus Verzweiflung einen ungeliebten Mann, aber »das strahlende Mädchen mit den Kupferhaaren kann nicht im Käfig bleiben«. Sie flieht, lernt die Brüder della Costa kennen, wird als eine von ihnen anerkannt, »weil sie weder das Krachen des Kanonenfeuers noch die Hölle des Enterns fürchtet. Anne benutzt das Schwert wie andere Frauen den Fächer ... niemand kann Anne Benny nehmen ... für die Königin der Piraten muß schon ein ganz anderer her.« Anne kann auch mit Nadel und Faden umgehen, nutzt aber ihr Talent, um auf der Fahne mit dem Totenschädel und den gekreuzten Knochen das Motto einzusticken: »Fang mich, wer kann!«

Aber irgend jemand wird es schaffen, sie zu erobern, Michael, ein Arzt, der sie »in die Neue Welt schleppen wird, hinter die Blauen Berge«.

Gezähmt? Eine Gefährtin in der Karawane der Pioniere wird der Mutter schreiben:

»Mutter, ich finde unsere neue Gefährtin überaus geeignet für unsere schwierige Reise in den Westen. Sie ist entzükkend und lacht viel. Und im Gegensatz zu uns anderen, die wir unsere Hauben zum Schutz vor dem Wind und der Hitze fest schließen, wellt sich ihr langes rotes Haar lose und frei.« Kein Indianer wird ihren Skalp erobern.

In der großen erotischen Strömung à la Harold Robbins gibt es im Übermaß Rothaarige. Gefräßige Sexgöttinnen, unersättlich, treulos und mit einem Hang zum Sadismus, eine Parodie der Femme fatale, die wie eine Gummipuppe mit scharlachroten Haaren in monotoner Weise reproduziert wird. Man hat den Eindruck, daß die Autoren ihre Minderwertigkeitskomplexe gegenüber dem Charme der Rothaarigen auf dem Papier ausleben und sie dabei in jeder Weise zu erniedrigen suchen. Und trotz allem entfliehen die Gestalten schließlich, vielleicht dank der Übertreibung und des Lächerlichen, ihrer Kontrolle: Die Rothaarigen sind kein Supermarktprodukt.

Aus den vielen Beispielen, die in der »Literatur für Männer« zur Auswahl stehen, zitieren wir allerdings das einer Frau, Rosemary Rogers: In *Die Arrivierten* ist die Hauptfigur ein Unhold namens Brant, der wie eine Straßenwalze über die Frauen rutscht: »Diese schreckliche Nacht wird Eve niemals vergessen können: All diese Gewalt, dieser Willen, sie zu verwunden, ihren Stolz zu vernichten, ihr Herz zu töten ...« Brant, »blendend aussehend, steinreich, zynisch, patent und gewissenlos«, gewinnt jedoch nur die erste Runde, weil Eve anders ist als die anderen: »Die grüngepunkteten Nußaugen, in Wirklichkeit mehr grün als nußfarben, die Haare kupferrot und schulterlang.« Wir finden auch manche positive Rothaarige, aber das sind Ausnahmen, und gewöhnlich sind es Frauen, die männliche Qualitäten zeigen, eine Kommandierhaltung, wie Christine in Arthur Haileys Roman: Sie ist die Sekretärin des Chefs, der sich, schwächer und ahnungslos, zwangsläufig in sie verliebt. Er kann seinen Posten mit ihrer Hilfe retten, denn es gelingt ihr, ohne daß sie es allzusehr zeigt, die komplexe Organisation eines kaputten großen Hotels in den Griff zu bekommen. Hailey hat keine Zweifel bezüglich des Warum ihres Erfolges: »Sie spürte, wie die Wut in ihr aufstieg. Na gut, besser so. Ihre Wutausbrüche waren im Hotel bestens bekannt, und es gab Leute, die sagten, Christine wisse, daß das von ihren roten Haaren herrührte.«

Woher wissen das die Autoren von Krimis und Trivialliteratur? In den Romanen von Chandler und Hammett sind die weiblichen Hauptfiguren fast alle rothaarig, auch wenn das Publikum sie wegen der Kinofassungen als Blondinen in Erinnerung hat. Eine Metamorphose, die vielleicht mit dem Überfluß blonder Schauspielerinnen gegenüber ihren rotblonden Kolleginnen erklärt werden kann, oder vielleicht mit dem Bemühen der Produzenten, dem Geschmack eines breiteren Publikums entgegenzukommen. Marilyn Monroe hatte auf diese Weise ihr Debüt in *Asphalt-Dschungel*, das typische Gangster-Dummchen, platinblond, aber in Burnetts Roman, der mit Frauenbeschreibungen sehr sparsam ist, ist sie rothaarig: »Angela befand sich in einem Zustand heller Aufregung. Sie lief im Zimmer umher, sprach aufgeregt mit lauter Stimme ... ihr Gesicht erschien von der Erregung verzerrt: Die perlfarbene Blässe, die ihre größte Faszination ausmachte, war wie von reißenden roten Flammen gescheckt ... und die roten Haare schienen von wirklichem Leben erfüllt, so sehr waren sie mit Elektrizität geladen.«

Rothaarig ist ebenfalls die Hauptfigur von *Die aufreizende Witwe*, einem anderen berühmten Roman Burnetts.

Für jemanden wie Peter Cheney, einen Landsmann der Schöpferin von Miss Marple, aber im entgegengesetzten Sinn, zählt vor allem die Menge der Mädchen, die seinen Lemmy Caution umgeben, jenen ziemlich ungewöhnlichen Bundesagenten, der sie brutal verführt. Trotz allem Anschein beschreibt Cheney ihre Schönheit nicht. Er läßt sich vielmehr zu einem Rausch von hyperrealistischen Superlativen hinreißen: »Ein Hintern, der einem den Atem verschlägt«, »sie hatte mehr Kurven als Indianapolis«, und so weiter, aber er gesteht sich, wenngleich selten, den Luxus einer Rothaarigen zu, verlangsamt um ihretwillen die Handlung und verschwendet ein paar Zeilen: »Nun gut, wenn ihr euch alle zusammentätet und die Frauen zusammenzähltet, für die ihr den Kopf verloren habt im Laufe eures Lebens, hättet ihr nichts in Händen, das sich mit der Erscheinung von Tamara Phelbes vergleichen ließe ... Sie ist von mittlerer Statur und hat kastanienbraunes Haar mit Kupferreflexen. Ihr Teint läßt an frische Sahne denken, ihre Augen sind enorm groß, von einem Blau so tief wie das Meer, ihr Ton ist ein wenig rauh, nicht zu aggressiv, aber rauh genug, um interessant zu sein«, schreibt er in *Never a dull moment*.

Der rüde Lemmy Caution ist weniger grob, als man annehmen kann. Er weiß, was eine Rothaarige bedeutet: »Seit ich siebzehn bin (d.h., seit ich einer Rothaarigen begegnet bin, die eine Figur hatte, die einem den Atem nahm, blaue Augen und eine Technik, die Messalina hätte erblassen lassen)«, so bemerkt er in demselben Roman, »habe ich das Leben damit zugebracht, mir über die Art und Weise Gedanken zu machen, wie ich den Falten so manches Röckchens, in das ich mich eingelassen hatte, entrinnen konnte. Ich bin so gemacht ... diese Rothaarige hat mir vieles beigebracht. Ich lernte sie bei einem Wohltätigkeitsfest kennen und, um euch die Wahrheit zu sagen, und zwar die reine Wahrheit, ich habe um ihretwillen beim ersten Blick den Kopf verloren ... als ich ihre Stimme hörte, ihr in die Augen schaute, da konnte man sich davon überzeugen, daß Adam erst gezeigt hatte, daß er Mann war, als er den Wink verstanden hatte. Was für ein Weib, Jungs!«

Der Vergleich mit Messalina erscheint verpflichtend für jemanden wie Lemmy, der gewöhnlich nicht vor Frauen flüchtet und vor allem niemals den Kopf verliert. Er kennt seine eigenen Grenzen und die besondere Macht der Rothaarigen, aber er kann doch nicht widerstehen: »Ihr wißt ja, daß ich manch schöne Dame gesehen habe, nicht wahr?« So rühmt er sich in *Your deal, my lovely.* »Und doch kann ich euch garantieren, daß ich niemals ein derart vollkommenes Gesicht gesehen habe und auch keine so elegante Figur ... sie ist von mittlerer Statur, schlank und hochgewachsen. Unter einem mit einer Platinbrosche verzierten Turban aus himmelblauer Seide leuchten Haare von einem schönen Tizianrot. Die Haut von warmer Blässe ist weich wie Samt. In dem herrlichen Gesicht springen Augen von einem glänzenden Blau hervor, umschattet von langen schwarzen Wimpern. Ich bin atemlos ...« Die Farbe der Wimpern läßt vermuten, daß Geralda Varney eine unechte Rothaarige ist, auch wenn die anderen Einzelheiten wie Haut und Augen ins Bild passen.

Lemmy Caution liebt die Rothaarigen und versteht sie zu beschreiben, man hat jedoch einige Skrupel, sie in der Gewalt eines brutalen Wesens wie Spillanes Mike Hammer zu belassen: »Velda war immer eine Überraschung für mich. Mein schönes, glänzendes großes Mädchen. Ihr Tizianhaar (im Pagenschnitt) machte einen verrückt. Die Kleidung konnte ihre Formen nicht verbergen, weil sie zu sehr Frau war: Die Schultern breit und der Busen groß und fest, der Unterleib vorgewölbt und muskulös und die Beine einer Tänzerin, die sich zum Klang einer geheimnisvollen Musik zu bewegen schienen. Unter dem Kostüm hatte sie einen Browning.« (*Der Club des Lasters*).

Spillane scheint Gemeinplätze zu wiederholen, von denen er nicht überzeugt ist oder deren Bedeutung er nicht recht versteht, »das Tizianhaar«, das einen verrückt macht, und dann beschreibt er die Frau auf seine Art, ohne die geringste Wahrscheinlichkeit. Nur sehr selten sind die Rothaarigen, zumindest die echten, solche Überbegabten, solche, die den Geschmack eines Autors ohne Fähigkeit zur Nuancierung zufriedenstellen, wie es Mickey Spillane in *Ich werde dich töten* ist.

Eine außergewöhnliche Hauptfigur ist Carol McCoy: In Jim Thompsons *Getaway* gelingt es ihr, zusammen mit ihrem Ehemann einen großen Coup zu landen und, ganz im Gegensatz zu dem, was gewöhnlich geschieht, sogar mit der gesamten Beute heil davonzukommen. Der nach einem Roman gedrehte Film hatte einen beachtlichen Erfolg dank Sam Pekkinpahs Regie und der Interpretation von Steve McQueen und Ali McGraw, die dunkelhaarig ist, während Carol vom Autor so beschrieben wird: »Der Kaschmirpullover mit hohem Kragen betonte die Schlankheit ihrer Figur. Unter der Baskenmütze mit langem Schirm, die sie leicht schief auf dem Kopf trug, traten jetzt die kastanienroten Haare hervor und mündeten in einen überheblichen Pferdeschwanz.«

Einzig eine Rothaarige kann heil davonkommen, und einzig eine Rothaarige könnte das Gewissen eines der integersten Polizisten des 87. Bezirks in Gefahr bringen, die glückliche Serie von Ed McBain. Augusta Blair ist ein phantastisches Modell, sie verdient an einem Tag mehr als der Agent Bert Kling in einem Monat, verliebt sich aber in ihn und heiratet ihn; später betrügt sie ihn und bringt ihn langsam um den Verstand, nämlich in *Zu heiß für den 87sten Bezirk*, einem langen Titel für den englischen *Heat.* »Als sie ankam, sah Bert Kling gerade die Nachrichtensendung im Fernsehen. Augusta Blair trug einen hellgrünen Chiffonanzug mit weiten, an den Fesseln engen Hosen und einer tief ausgeschnittenen Bluse, und die Farbe des Kleidungsstücks ließ das dunkle Rot ihrer Haare hervortreten, die auf einer Seite so nach hinten gekämmt waren, daß sie das Ohr vollkommen frei ließen, welches mit einem Ohrring aus Smaragden geschmückt war, die das Grün der Augen noch betonten ... wie immer hielt er den Atem an, bewegt von der Schönheit seiner Frau.« Es wird die ganze Überzeugungskraft seines Chefs Steve Carrell brauchen, um Bert Kling davon abzuhalten, ein aus der Mode gekommenes Ehrendelikt zu begehen.

In *Et en tuera tous les affreux* von Boris Vian – den wir zur Trivialliteratur rechnen, weil es ihn gefreut hätte –, einem Roman, der eine groteske, ironische Parodie der Gattung darstellt, sind die Männer homosexuell (und so wird der Bluff ein für allemal entdeckt), doch am Ende gibt es fast so etwas wie Nachdenklichkeit, und zwar dank der Rothaarigen oder durch ihre Schuld.

»Mike beendet die Erzählung unserer Abenteuer, und Aubert George berührt mich mit dem Ellenbogen und schaut mich neidvoll an. ›Sie waren rothaarig, sagst du?‹ ›Wie Feuer, Aubert.‹ ›Verdammt‹, sagt er. ›Wenn meine Frau nicht Ungarin und so eifersüchtig wäre, würde ich mir gern ein paar von den guten Mädels von Papa Schutz holen.‹« Soll es den anderen Trivialhelden à la Spillane nie gelingen, eine echte Rothaarige zu treffen? Und wenn es geschähe, würden sie es überhaupt merken? Eine Einzelheit, die einem Geheimagenten niemals entginge. Und tatsächlich ist Mata Hari blond. Eine Spionin soll verführen, nicht angst machen. Widerstände des Feindes aufweichen, ihn aber nicht warnen. In der Wirklichkeit sind die weiblichen Spione normalen Hausfrauen ähnlich, je weniger sie auffallen, desto besser sind sie in ihrem Beruf. Wie soll man sich eine Spionin mit flammender Haarpracht vorstellen, die ihre Spuren zu verwischen sucht? Bei James Bond gibt es keine Rothaarigen, es sei denn ganz am Rande. Im Kino wie in Ian Flemings Romanen ist der Agent 007 von einem Schwarm hübscher Mädchen umgeben, Freund und Feind, ja bevor man mit Dreharbeiten zu einem neuen Film beginnt, sind die Produzenten bemüht, das »Gruppenfoto« an die Presse zu verteilen, mit dem von den »James-Bond-Girls« umringten Helden, welche, wie ein Ballettkorps, inzwischen ein Klassiker geworden sind, die »Blue Bells« der Spionage. Sie mögen allen Rassen angehören, eine Rothaarige aber dürfte sich schwerlich finden. James Bond muß die Welt vor dem Bösewicht vom Dienst retten und findet auch die Zeit für die eine oder andere Pause in wohlgefälligen Armen, aber ihn dazu zu zwingen, es in der Liebe mit einer Rothaarigen aufzunehmen, wäre zuviel des Guten, sogar in diesen von utopischen »gadgets« wimmelnden Geschichten. Nur in *Liebesgrüße aus Moskau* hat er es mit der rothaarigen Lotte Lenya in der Rolle einer sowjetischen Agentin zu tun.

Sie gehört deutlich ins feindliche Lager der Bösen. Erinnert sei hier an das Buch *Die Spionin mit den roten Haaren* von Edward Ronn, das in Italien mit folgendem Klappentext versehen wurde: »Diese Frau stellte all das dar, was er am meisten haßte, und doch begehrte er sie, und sie war ihm teurer als das Leben selbst. Um sie zu haben, mußte er das eigene Land verraten ...«

Der Fürst Malko Linge, der rüde Protagonist der Serie SAS von Gérard de Villiers, erlebt sein risikoreichstes Abenteuer gerade dann, als er in *Wut in Belfast* beschließt, um jeden Preis mit Maureen Keen, einer Aktivistin der IRA, ins Bett zu gehen, und dabei sogar körperliche Gewalt anwendet, ein – wie mir scheint – einzigartiger Fall für einen »guten Helden«.

»Malko hob plötzlich den Blick und war fasziniert. In der Nähe ihres Tisches stand eine stolze Kreatur und lächelte ihm zu. Hochgewachsen, mit einem Körper, der einen Kardinal in die Verdammnis führen konnte, rote Haare, die in einem Knoten zusammengesteckt waren, himmelblaue, ein wenig tiefliegende Augen, ein quadratisches, energisches Gesicht von unverschämter Schönheit und Klasse, obwohl sie nur eine Jacke und Hosen aus Leinen trug.« Als Malko versucht, sie mit Gewalt zu nehmen, antwortet sie: »Meine Partner habe ich mir immer selbst ausgesucht. Dieses Vorrecht beabsichtige ich beizubehalten.« Mit der Familienhellebarde in der Hand stürzt sie sich auf ihn (Terroristin, adelig und rothaarig) und schafft es beinahe, ihn zu pfählen. De Villiers kann nicht auf die Einnahmequelle verzichten, die Malko darstellt, und deswegen muß die Geschichte den gewohnten Gang nehmen. Früher oder später wird sie ihm nachgeben, aber am Ende »geht sie mit der Kalaschnikow in der Hand ihrem Schicksal entgegen ... Malko war sicher, sie nie mehr lebend zu sehen.« Sie wird dem für halsstarrige Rothaarige gerechten Schicksal entgegengehen und wegen ihrer Haare sterben.

Wer keine Angst hat, wegen ihrer Haare entdeckt zu werden, ist Sabina Remsberg, die Medusa Marvin H. Alberts (*Medusa-Complex*), die lebt, um zu töten, und tötet, um zu leben: »Vor der Ostseite des Kapitols stieg sie aus dem Taxi. Ein warmer Frühlingswind ließ den grünen Rock vor den langen Schenkeln zur Plastik werden, er bewegte die Zipfel des gelben Schals, den sie sich um den Hals geschlungen hatte, trotz der kleinen an den Enden angenähten Gewichte ...« (Tatsächlich tötet Medusa vorzugsweise mit dem Schal, den sie wie ein Lasso benutzt). »Sie mochte zwanzig, höchstens fünfundzwanzig Jahre alt sein ... die Sonne ließ die dichte rotblonde Haarpracht, die zu einem dichten Knoten hochgesteckt war, strahlen.«

Doch unter allen Spioninnen, freiwilligen wie widerwilligen, dominiert die Hauptfigur aus *Die Libelle* von John Le Carré: »In Wirklichkeit hieß sie Charmian, aber alle kannten sie als ›Charlie die Rothaarige‹, dank ihrer roten Haare und ihrer radikalen, ein wenig verrückten Einstellungen, ihrer Art, sich um die Welt zu kümmern und deren Ungerechtigkeiten zu bekämpfen.«

In doppeltem Sinne rot, nämlich bezüglich der Haare und der Ideen, ist Charmian die einzige, die sich auf der konfusen Bühne des Nahen Ostens zurechtfinden kann, nämlich unter arabischen Agenten, die Juden zu sein scheinen, und Juden, die sich als Palästinenser ausgeben und vielleicht weder das eine noch das andere sind – vielleicht wissen sie sogar selbst nicht, wer sie sind.

Fantasy, feuerrot

In den Vereinigten Staaten sind Illustratoren des Phantastischen in Mode, der reinen »fantasy«. Ihre Bilder werden von einem kurzen Text begleitet oder verzichten ganz darauf. In ihnen mischen sich antike Mythen mit moderner Technologie, Minotaurus und Computer, hier wird alles zersplittert und wieder zusammengeleimt, um einen immerwährenden barocken, beunruhigenden, magischen Effekt zu schaffen. Zu den »Meistern« des Genres gehören Chris Achilles, Boris Vallejo und Rowena Morris, ein Trio mit einer besonderen Neigung zu Rothaarigen, die als zwielichtige Botschafterinnen des Abgrunds präsentiert werden.

Es ist eine seltsame und einzigartige, man möchte sagen »typisch amerikanische« Produktion. Es ist nicht Comic und nicht Erzählung, es ist nicht Science-fiction und nicht Märchen, und man bedient sich jeder Technik und jedes Stils, von Fall zu Fall variierend vom kurzen Theaterdialog oder Fernsehdrehbuch bis hin zur Lyrik, von der Ode bis zum Sonett, eine Prise Milton, ein Schuß Shakespeare, ein Tropfen Ginsberg. Von allem ein bißchen, ohne jemals einen Weg zu Ende zu gehen.

Eine organisierte Verwirrung, die auch auf den Bildern anmaßend hervortritt. Was sind das für Modelle, die die Künstler inspirieren? Man variiert von Alex Raymond bis zu den Präraffaeliten à la Rossetti, von Füssli bis zu ethnologischen und biologischen Tafeln. Unverhofft erinnert uns das fremde, aus irgendeiner galaktischen Tiefe aufgetauchte Wesen an irgend etwas, womöglich grün gefärbt, aber mit den unverwechselbaren Zügen eines Perlenfischers aus dem Pazifik.

Melville und die Prospekte des Club Méditerrané werden hier in brutaler Weise mit den Schöpfungen Spielbergs vereint. Das Monstrum kommt gleichzeitig aus einer schwindelerregenden Zukunft und einer klebrigen Vergangenheit. Der Künstler stellt es nach Vergrößerungen von Mikroben und unter dem Mikroskop beobachteten Sporen dar und mischt dabei kalkulierte Erinnerungen an Fabeltiere mit den Bildern der Märchenbücher, nicht denen des romanischen Sprachraums, sondern denen des Nordens und Osteuropas.

Flash Gordon plus Siegfried, den oder die Drachen, nämlich den des heiligen Georg, Rolands und Wagners, zusammengeschmolzen und dazu noch ein paar japanische Bestien à la Mazinga. Nibelungensche Roboter. Eine Verunreinigung, von der die weiblichen Wesen nicht ausgenommen sind, mit einem Vorbehalt. Wie weit man sie auch verändert, ihre Faszination muß erhalten bleiben. Die Hände können sich zu furchterregenden Krallen verlängern, aber der Busen erinnert an den einer üppigen Jayne Mansfield, die am Rande der Galaxis geboren wurde. Sie können Flügel wie Nachtfalter und die Schuppen einer Schlange haben, aber ihr Blick ist der einer »Bunny« aus dem *Playboy*. Das erklärt die Vorliebe für rote Haare, die selten besonders lang, fließend, scharlachrot und drohenden Tentakeln ähnlich sind, doch immer weich und faszinierend. Man braucht keine Phantasie, um sie als fremd und übernatürlich darzustellen. Die Farbe genügt. Auch Ungeheuer haben ihren Coiffeur.

In *Raven Book I* zeichnet Achilles eine rothaarige Amazone, die in ihrer Art die Falknerin von Makart in Erinnerung rufen kann: Der leichte schwarze, von einem aus dem Nichts kommenden Wind emporgehobene Mantel, der weiche Lederharnisch, der der Tradition entsprechend nur eine Brust enthüllt, Piratenschwert, Stiefel wie d'Artagnan, ein Falke, oder vielleicht ist es ein schwarzer Adler, der sich linker Hand erhebt, und Haare wie eine Mähne aus Gold und Rot. In *Willo The Wisp* kommt uns eine vollbusige auf einem ungeheuerlichen Insekt reitende Rothaarige im Flug entgegen; ihre blutroten Haare wehen rückwärts in Richtung Sonne, die über einem Alptraumplaneten auf- oder untergeht. In *Nomads of Gor* reitet die Rothaarige in Begleitung eines Kriegers, dessen Gesicht nicht auszumachen ist, eine Wildkatze, eine Art Luchs, bereit, uns mit ihren Krallen zu packen.

Eines der schönsten Bilder dieser Gattung stammt ebenfalls von Achilleos. Eine Rothaarige, halb Frau und halb Fisch, schwimmt in einem Aquarium; die Luftblasen zeigen an, daß sie atmet wie wir, aber die Haare, rot, wie blutige Algen, verfangen sich in den Gräten von Rücken, Kiemen und Schwanz. Diese Spezies ist giftig.

Die Phantasie von Rowena Morris ist poetischer und mittelalterlicher. Eine anmutige, auf einem Sofa ausgestreckte Rothaarige mit reichlich Haaren auf den Schultern, läßt einen Schwefeldrachen hervorquellen, um einen blonden Krieger aufzuhalten, der sie mit einem Degen bedroht. Beinahe derselbe Drache, der auf ihrem Haupt voltigiert (bedrohlich und beschützend) und zugleich über ein Biwakfeuer wacht. Rowenas Rothaarige ist eine Zauberin wie die Viviane Merlins und, wie wir vermuten, sogar gutartig: Wir sehen sie mit dem ewigen Drachen auf dem Kopf, während sie etwas in einem Kochtopf rührt und noch in dem halbhoch aufgehängten Buch der Zaubersprüche liest. Die blutroten Haare bedecken züchtig ihren Busen. In dem Mörser erkennen wir Reste von Eidechsen und Schlangen, doch nur wenige Männer dürften die Kraft haben, ihre Einladung zum Abendessen abzulehnen.

Boris Vallejo begleitet seine phantastischen Bilder mit Gedichten oder Erzählungen seiner Frau Doris. In *Mirage* umarmt eine mahagonifarbene, von hinten gesehene Rothaarige eine Alptraumkreatur, Kopf und Arme sind grünlich und die eines Menschen, aber aus den Schultern entspringen zwei enorme Fledermausflügel, und die Beine enden in schlangenartigen Windungen: »Mich verlangt zu fliegen, den Schrecken des Fluges zu schmecken«, lautet ein Vers. Eines der folgenden Bilder der Serie sieht eine auf einem deutlich phallischen Baumstumpf verlassene Rothaarige mit rückwärts gewandtem Kopf, die ihre Kehle dem Biß einer Schlange darbietet, aber mit hübschen, ganz bunten Schmetterlingsflügeln ausgestattet ist: »Der gewundene Augenblick ... der Augenblick des Traums.« Ein paar Seiten später ist sie es, die mit aufgesteckten roten Haaren Feuerflügel hat und überrascht wird, wie sie gerade von einem giftigen Sproß kosten will. Und eine weitere Rothaarige führt in den Himmeln zwischen flammenden Wolken einen Angriff prähistorischer Saurier an, die ein bißchen Hydra und ein bißchen Ichthyosaurier sind. Und eine Rothaarige erhebt sich mit über dem Rücken wehenden Haaren im weißen, spitzenbesetzten durchscheinenden Abendkleid aus den Wassern: Dieser Ausbruch öffnet Wasserfluten, aus denen sich schuppige Arme recken, die vergeblich nach ihr greifen. Auf dem letzten Bild träumt eine Rothaarige von anderen Rothaarigen, die in einer feurigen Luft ungeheuerartige männliche Wesen umarmen: »Ich bin stummes Fleisch ... ich bin die glühende Sonne, bin die strahlende Sonne.«

In *Enchantment* begleitet Boris Vallejo die kurzen erzählenden Texte von Doris mit menschlicheren Bildern, die zwar phantastisch, aber ohne Alptraum sind. In *Flight* umarmt ein kniender Mann die Beine einer weißen Frau. Sie breitet die Arme aus, die in Federn oder Blütenblättern enden, und aus ihrer feurigen Haarpracht steigt der Kopf eines Raubvogels empor, vielleicht derselbe, der aus den Händen der Rothaarigen von *Secrets* entspringt. Die Rothaarige von *Dragonprince* scheint eine Zigeunerin, trägt Goldohrringe, ist geschminkt wie ein Pin-up der vierziger Jahre und hat Haare wie die Hayworth. Der Drache umarmt sie von hinten, die grünliche Hand auf dem Bauch. *Full Moon* nimmt eins der Motive von *Image* auf, die in der Luft schwebende Frau – die scharlachroten Haare verlängern sich wie ein Kometenschweif –, hochgehalten von den Armen einer Art Faun mit drei starken Steinbockhörnern. Die letzte Rothaarige der Sammlung trägt den verpflichtenden Titel *Sphinx*; die Haare wie eine Mähne, und tatsächlich hat sie einen Löwen zu ihren Füßen, der seinen Körper auf dem Stumpf eines ausgedörrten Baumes ausstreckt; einer ihrer Arme bedeckt sich ängstlich mit Fell und endet in einer Kralle. Die Sphinx trägt ein halbverdecktes Halsband in den Haaren und ist an den Baumstumpf gekettet. In Gefangenschaft? Aber wer wird dem gebieterischen Lockruf ihrer grünen Augen widerstehen können?

Rothaarige Pin-up-Girls

Das Pin-up-Girl par excellence ist Rita Hayworth. Ihr Bild mit dem flammendroten Haar wurde von der Besatzung des Bombers, der im August 1945 zum Abwurf der ersten Atombombe auf Hiroshima startete, ins Cockpit geklebt. Rita war noch kein großer Star, und daher ist diese Wahl noch bedeutungsvoller. Es wird sicher eine Huldigung an ihren mitreißenden Charme gewesen sein, aber es wurde auch wieder einmal eine Rothaarige mit einem todbringenden Instrument zusammengebracht, mit einem Werk von apokalyptischer Zerstörungskraft. Erotik und Tod, so wie immer. Die Femme fatale des Atomzeitalters.

Warum haben sich diese Flieger gerade Rita ausgesucht? Unter den Pin-up-Girls sind Rothaarige eine Seltenheit. Auch wenn ihr Ursprung sehr viel älter ist, sind sie doch »offiziell« eigentlich in Kriegszeiten geboren, nämlich aus der Gewohnheit der Soldaten, Bilder hübscher Mädchen an den Wänden der Frontbaracken anzuheften.

Eine Diva konnte Kinosäle füllen, aber sie wäre nur dann Pin-up-Girl geworden, wenn sie als sinnliche Madonna am Kopfende des Bettes in einer Stube geendet wäre. Ein weiblicher Star oder womöglich eine Gestalt aus den Comics, Hauptsache sie konnte jemanden zum Träumen bringen. Und nicht alle waren für diese Rolle geeignet: Wir haben unsere Zweifel, ob von Greta Garbo oder Katharine Hepburn viele Photographien aus den Illustrierten herausgerissen wurden.

Die bevorzugte Publikation der amerikanischen Kriegsteilnehmer war *Esquire,* und zwar wegen der besonderen Qualität der Modelle, und im Jahre 1943 erklärt die Zeitschrift, was ein Pin-up-Girl ist: »Es gibt nichts Neues, auch wenn der

Begriff erst neuerlich aus England eingeführt wurde. Ein Pin-up-Girl ist jedes beliebige Bild, das ein Soldat (aber auch ein Matrose der Kriegs- oder Handelsmarine) mehr als einmal anzuschauen wünscht. Aufgrund eines seltsamen Zusammentreffens stellt die übergroße Mehrheit dieser Bilder hübsche Mädchen in Posen dar, die nicht allzu geziert sind. Solche Bilder können auch zu Wertobjekten werden, sie können ausgetauscht, gekauft oder bei Würfelspielen verwettet werden.«

Und wer war die Diva der Pin-up-Girls? Die Blondine Betty Grable. Die Fox, ihre Produktionsfirma, schätzte, daß sie während des Krieges nicht weniger als zwei Millionen Fotos der Diva verteilt hatte, und zwar zwanzigtausend pro Woche. Um den Nachfragen der Soldaten zu entsprechen, hatte man eigens ein Büro einrichten müssen, das Betty Grable in fünf Formaten verschickte, von der Postkarte bis zum Poster. In England triumphieren die Heldinnen der Comics, von Jane aus dem *Daily Mirror*, die damit beschäftigt ist, in den unwahrscheinlichsten Augenblicken ihre Kleider zu verlieren, über Burma Lady, einer von den in Asien eingesetzten Fliegern bevorzugten Stripteasedame, bis hin zu Miss Lace. Ein Terzett von Blondinen, wie die Mehrheit der Pin-up-Girls: Das Symbol ruhiger Liebe, gelehrig, aber mit einer Prise von Sünde und Fehltritt, wovon nur Männer im Führerhaus eines Lastwagens oder in einer Frontbaracke träumen. Die Dunkelhaarige ist die Mutter, die Ehefrau, die wartet, Verständnis hat, tröstet. Aber die Rothaarige? Wer kann weit von zu Hause ruhig bleiben, wenn er eine Ehefrau mit Feuerlocken hat?

Nehmen wir die berühmten »Frauchen« von Alberto Vargas. Es ist ein Triumph von Blond. Mollige, gut gebaute Mädchen, nackt oder mit ein paar Schleifchen am Leib, lächelnd und verfügbar, um die sich heute die Sammler zu einem Mindestpreis von hunderttausend Dollar pro Bild reißen, aber man kommt in einigen Fällen gar über eine halbe Million. »Der Vargas-Kalender, geschmückt mit Mädchen, die von einer seltsamen Verzauberungskraft gedrechselt sind, Mädchen, glatt wie eine Eierschale und heiß wie der Monsun, wurde in den üppigen, vollendeten Farben des wahren Lebens gedruckt«, schrieb 1941 der *New Yorker*. »Es ist genau das, was wir in einer Situation wie jetzt am meisten brauchen, angesichts einer unsicheren Zukunft, das man das Schlimmste befürchten muß … Wer weiß, vielleicht wird das Ende der Welt von einem schönen Schenkel unterstrichen, der Beginn des Chaos von einer schönen Hüfte. Bitte sehr, meine Herren, das ist das Jahr, das vor Ihnen liegt …« Und der Monat der nuklearen Apokalypse, jener August 1945, soll also das Gesicht Ritas haben.

Alberto Vargas, 1982 dahingegangen, hat so manche Brünette gemalt, vielleicht zehn Prozent seines Harems, aber nur sehr wenige Rothaarige, die fast nie nackt waren, so als sei ihr Anblick »vollkommen in natura« unerträglich. Vargas ist ein Künstler der Spontaneität, des komplikationslosen Sex, aber für die Rothaarigen frischt er das ganze »old fashioned« Arsenal der Verführung auf, Bleistiftabsätze, Straußenfeder-Boa, fließende transparente Schleier, phantasievolle Morgenmäntel, groß wie Montgolfieren, zwischen deren Falten die Haut blendend aufblitzt, und sogar scharlachrote Strumpfhalter und -bänder.

Das Magazin *Esquire*, das wegen der auf seinen Hochglanzseiten gedruckten Frauchen auch rechtliche Probleme bekam, wollte mit einem riesigen Poster, dem größten, das jemals veröffentlicht wurde und mehr als einen Meter lang war, das erste Friedensjahr feiern. Für den Monat Januar des Jahres 1946 wählten die Verantwortlichen der Zeitschrift eine Rothaarige, von hinten gesehen, auf Zehenspitzen, so als wollte sie ins Wasser springen, die Hände mit den rotlakkierten Fingernägeln auf die Pobacken gelegt, über die Schulter lächelnd. Daneben stand folgender Text:

Diese Schönheit eröffnet ein Jahr feuriger patriotischer Stimmung.
Ihre Haare sind rot, ihr Kostüm vergoldet,
ihre Augen blau und klar.
Damit sie euch gefällt, ist sie in ihrer halben

Lebensgröße wiedergegeben, und sie ist schön braungebrannt,
sie ist die Schönste des Jahres 1946.
Also steckt sie euch ans Herz.

Heftzwecken tun weh. Es könnte einen Widerspruch bedeuten: eine Rothaarige, um die Zeit des Friedens anzukündigen? Aber das ist nur scheinbar so. Wenn in Kriegszeiten die Kalenderblätter nichts als Tod und Schmerz verkünden, sind aufheiternde Bilder nützlich. Gleichzeitig eröffnet sich mit dem Frieden eine neue Ära, die niemand vorhersehen kann. Und seltsamerweise werden die Rothaarigen auf den Titelseiten von Zeitschriften und Büchern, wie wir sehen werden, mit einer unerklärlichen Häufigkeit dazu benutzt, eine Zukunft zu symbolisieren, die unser Leben verändern muß.

Bertrand Mary hat dem Thema Pin-up-Girls einen Aufsatz mit dem bezeichnenden Untertitel *ou la fragile indifférence* (oder die zerbrechliche Gleichgültigkeit) gewidmet. Rothaarige können auch täuschend zerbrechlich scheinen, aber sie sind niemals gleichgültig.

In den fünfziger Jahren sollte eine andere Blondine die Königin der Pin-up-Girls werden: Das sagenhafte, von Hugh Hefner auf der ersten Nummer des *Playboy* veröffentlichte Foto Marilyn Monroes wurde in acht Millionen Exemplaren verkauft und ist auch heute noch im Handel. Seltsamerweise verwandelte Earl Moran, der die Monroe – sie war noch keine zwanzig und völlig unbekannt – oft als Modell für Vorlagen von Pin-up-Zeichnungen verwendete, die platinblonde Monroe mitunter in eine Rothaarige, wahrscheinlich, um nicht immer Gelb benutzen zu müssen.

Mehrheitlich blond sind die Mädchen eines von Vargas' Rivalen wie Aslan oder eines wie Patrick Nagel oder Mel Odem. Natürlich mit den üblichen Ausnahmen. Paradoxerweise, doch davon sollte man nicht überrascht sein, ist eine Frau, eine Italienerin, die Schöpferin der üppigsten und wüstesten Rothaarigen: Olivia De Berardinis. Ihre Mädchen beachten keine Proportionen und Regeln der Anatomie, aber die

Wirkung ist unwiderstehlich. Ihre Rothaarigen, Schlafzimmerbestien ähnlich, mit Seide und Stickereien zwischen den Krallen, wären vollkommen unwahrscheinlich, mehr Ungeheuer als Frauen, wenn Olivia De Berardinis sie nicht in echte menschliche Mädchen verwandeln würde, und zwar mit einem geheimen Trick, mit phantastischer Selbstironie.

Trotz allem ist, wie *Esquire* dargelegt hat, der Ursprung der Pin-up-Girls sehr viel älter. Was waren die Dämchen auf den galanten Drucken im vorigen Jahrhundert, die man unter dem Ladentisch verkaufte, anderes? Nur, daß kein Herr es jemals gewagt hätte, sie an der Wand seiner Praxis anzuheften, und nicht einmal im Innersten seiner Junggesellenwohnung, um nicht als pervers zu gelten. Aufgehängt wurden nur die Bilder der Mädchen des einen oder anderen mehr oder weniger eleganten »Salons«, doch handelte es sich dabei um professionelle Notwendigkeit.

Auch die erotischen Postkarten des vergangenen Jahrhunderts, die kleinen Karten, die für unsere Urgroßväter so etwas wie der *Playboy* waren, können als Vorläufer der Pin-up-Girls gelten.

Sie wurden nicht verschickt, aber ehrfurchtsvoll aufgehoben, diskret in Umschläge gesteckt, in der untersten Schreibtischschublade aufbewahrt. Und diese Schubladen waren ein einziges Funkeln von rotblonder Haarpracht: Faune und Götter, Schwäne und Sultane schienen vor allem Rothaarige zu jagen, eine Garantie für Abenteuer, die so glühend waren wie ihre Haare.

Die Motive der erotischen Postkarten sind der seriösen Kunst entnommen, den Bildern Tizians oder Raffaels, Rubens' oder Delacroix', und zwar als Vorwand oder Alibi, mit einem Schuß mehr Böswilligkeit (und manchmal mehr als nur einem Schuß). So verwandelt sich Venus, die den Wassern entsteigt, in eine am Strand hingestreckte Badende, und Leda schlüpft, um den Schwan besser verführen zu können, in ein hübsches Paar schwarzer Strümpfe.

Für A. Kendler ist Venus auf dem Bild *Meeresstrand* nicht nur rothaarig, sondern sie enthüllt beim Mondenschein großzügige und wahrlich nicht Botticellische Hüften. Und für Rowland läßt eine nicht näher identifizierte Göttin (vielleicht Diana) einige Libellen auf ihrer Hand ausruhen; sie liegt ausgestreckt am Ufer eines kleinen Sees, in dem drei Gefährtinnen baden, alle nackt und rothaarig.

Henry Daudin hat für seine Leda der Postkarte mit dem Titel *Und wenn es Jupiter wäre* eine emanzipierte *garçonne* vom Montparnasse als Modell genommen, auch wenn er sie mit einem Schwan, der ziemlich unempfänglich für ihre Reize ist, in die Mitte eines orientalischen Bildes setzt. Während *Das verzogene Hündchen* von E. Samson sich abmüht, seiner gerade erwachten Herrin auch noch den letzten Schleier zu entreißen.

Pin-up-Girls im weitesten Sinne des Wortes sind auch die *Idyllen* (aufbewahrt im Landesmuseum Oldenburg), die Johann Heinrich Tischbein in den Jahren 1819–1820 malte und die voll poetischer weiblicher Anmut sind. Unter den porträtierten Figuren – Nymphen, Göttinnen und Feen – sind die Rothaarigen offensichtlich in der Minderheit und wie immer etwas Besonderes. Tischbein benutzt sie auf seinen Bildchen, die alle das gleiche Format von 27 x 33 Zentimetern haben, für die besonders magischen oder doppeldeutigen Darstellungen: Eine Psyche, die mit ihren beiden riesigen, aber ganz leichten Schmetterlingsflügeln von zartesten und kostbarsten Farben der aufgehenden Sonne entgegenfliegt; oder die Weidennymphe, dargestellt auf einem gewundenen Ast, der über eine Wasserfläche ragt. Sie scheint uns an ihre Seite einzuladen: in die Leere.

Ein ebensolcher Ast, nur in stilisierter Form, trägt, ebenfalls auf halber Höhe, eine Gestalt, aber diesmal eine Schlafende, über einer weiten Fläche kleiner Täler und Wälder, in der Rechten eine Flöte, und sie scheint erschöpft nach einer gelungenen Verzauberung. Und wiederum auf einem Ast, aber im Wachzustand befindet sich die Göttin des Obstbaums (es sind Äpfel, so scharlachrot wie die der Disney-Hexe in Schneewittchen). Sie schaut den Betrachter an, ohne ihn zu sehen, mit einer Feder in der Hand und einer kleinen doppelten Tafel, auf die sie etwas geschrieben hat, die Formel für einen Zaubertrank oder ein Gedicht. Und gleichfalls im Flug befindlich – Tischbeins Rothaarige können die Füße nicht am Boden halten – sind sie in *Tanz der Nymphen*, wo die Schleier sie wie Tüllschlangen umhüllen.

Doch wie soll man die zarten weiblichen Figuren von Alfons Mucha, dem Meister des Plakats, einschätzen? Abgesehen von den Werbegrafiken im strengen Sinne und den Plakaten für Theateraufführungen wie dem berühmten für Sarah Bernhardt, schafft Mucha allegorische Werke, in denen der weibliche Körper einen deutlich symbolischen Wert hat: In *Rêverie* (1896) porträtiert er ein von Blumen umgebenes Modell mit Haaren von einer Farbe wie Ahornsirup; in *La Danse* streckt sich die rötliche Frisur der Tänzerin wie die Fangarme eines Polypen aus; und Mucha bedient sich auch für *La Poésie* (1898) einer Rothaarigen, wie auch mehrerer für den *Polarstern* (1902) und weiterer für die Paneele von *Rubin*, *Amethyst* und *Smaragd* (aus dem Jahr 1902).

Sind Ertés Frauen Pin-up-Girls? Im Grunde benutzt auch dieser Russe, beinahe hundertjährig, den Körper der Modelle für einen »anderen Zweck«, für einen Buchstaben des Alphabets, oder um ihn für uns in ein Juwel zu verwandeln. Die Gliedmaßen biegen und krümmen sich windungsreich, den Schnörkeln des Jugendstils folgend, und bewahren doch immer eine raffinierte Sinnlichkeit. Die den Herbst symbolisierende Rothaarige hat laubfarbenes Haar und erscheint als seltsames Tier, vielleicht als Wildkatze oder Eichhörnchen mit langem getigertem Schwanz. Und unterhalb des schneeweißen Busens sprudelt scharlachrotes Blut hervor, die verwundete Natur. Eine Rothaarige dient Erté für den Buchstaben B, gebildet aus den Windungen einer grünen Schlange, die sie jedoch, nur mit einer langen Perlenkette geschmückt, furchtlos mit einer kaum wahrnehmbaren Berührung der Hände beherrscht. Rot ist auch das C, eine von einer langen kirschroten Frisur bedeckte kleine Frau, die aus Straußenfedern zusammengesetzt ist, ebenso wie, mit Varianten, die Buchstaben R und S. Den Buchstaben K, den sinnlichsten, den unterschiedlichsten, ziert ein Mädchen mit scharlachroten wirren Haaren wie eine Medusa, mit Strümpfen aus weißer Spitze, das mit der Taille an eine Marmorsäule gebunden ist. Der Buchstabe L scheint von der Marquise Casati inspiriert zu sein, die im Paris der Wilden Zwanziger mit zwei Geparden am Halsband herumspazierte: Das Tier liegt zu ihren Füßen, bereit zu einem Prankenhieb, und sie trägt ein Kleid, das dessen gefleckte Fell wiedergibt und sie umhüllt, dabei aber ihren Katzenkörper freiläßt. Die Spitzen ihres nackten Busens strahlen wie die Rubine ihres Colliers und die am Halsband des Geparden und, um den Schlußpunkt zu setzen, wie die (blutigen?) Krallen. Auch für die Zahlen 1 und 9 bedient Erté sich Rothaariger, ebenso wie für den Rubin, der mit einem Herzen dargestellt wird, von dem sich gerade ein Blutstropfen löst, und schließlich noch für die Farbe Herz beim Kartenspiel: Die Haare der Frau öffnen sich, um das Zeichen zu formen, das sie ganz einhüllt, Kerkermeisterin und Gefangene in einer Person, während ein kleiner Amor ihre Scham mit einer Blume bedeckt. Einer roten.

Rothaarige in den Comics

Die gelehrigen, gefügigen, ewigen Verlobten der Comic-Superhelden sind unweigerlich immer entweder zarte Blondinen oder gefügige Brünette. Daran führt kein Weg vorbei. Doch kaum zeichnet sich auf Mandrakes oder Flash Gordons, des X-9-Agenten, oder Captain Americas Straße eine Böse ab, da flammen auch schon aufdringlich scharlachrote, glühende Haare auf, die über den Bildrand zu schwappen scheinen.

Die Schöpfer der Geschichten und ihre Zeichner haben nicht allzu viel Sinn für Subtiles. Sie wollen weder Nuancen kennen, noch können sie es. Gut und Böse sind klar getrennt und sofort erkennbar, ohne Mißverständnisse. Die Autoren und ihre Leser kommunizieren in einer einfachen, aus wenigen Worten gemachten Sprache oder lediglich in Lauten wie »smack«, »bang«, »swish«, »clap-clap«. Und so entspricht die Charakterisierung der Helden und ihrer Gegenspieler den Bedürfnissen nach einer unmittelbaren Lektüre: Die eckige Kinnlade Dick Tracys als Symbol von Standhaftigkeit und Ehrlichkeit, die roten Haare als Zeichen von Tücke, Treulosigkeit, von perverser Sexualität.

Vielleicht haben die Rothaarigen nicht einmal in den Comics für die »Kleinen« eine Vertreterin unter den Gefährtinnen der Guten: Ganz offensichtlich brünett ist Minnie aus Mickey Mouse, das perfekte Symbol der amerikanischen Hausfrau, und blond ist die Daisy Donald Ducks, und brünett ist die Clarabella von Oranzio. Blond und üppig, eine ländliche Marilyn Monroe der dreißiger Jahre, die Daisy Mae, die Li'l Abner das Eheversprechen abnimmt, blond die Sekretärin des Generals in *Beetle*, genauso wie die Mädchen blond sind (einige sind auch brünett), welche die kleinen Soldaten auf Urlaub erwarten.

Aber Maggie, die Jiggs das Leben unmöglich macht, ist rothaarig, eine nicht eben hübsche Rothaarige, die boshaft gezeichnet ist, mit erloschenen Haaren von der schmutzigen Farbe rostigen Metalls, die in einen Dutt à la Xanthippe hochgesteckt sind, ein abstoßendes, vermännlichtes Wesen, beinahe ein Transvestit auf Pfennigabsätzen und im enggeschnittenen Rock, der die Waden eines Fußballers freigibt. Sie ist schon von klein auf hassenswert, eine Art Pippi Langstrumpf mit bedrohlich starren Zöpfen.

»Wie ängstlich du an dem Tag warst, an dem ich auf dem Schiff von Coney Island um deine Hand bat«, erinnert sich Jiggs. »Damals arbeitetest du in einer Wäscherei.« Und er in einer Ziegelei: »Ich konnte acht oder neun Portionen Büchsenfleisch verdrücken.« Ein Paar, das ein Symbol für eine von McManus geschaffene Generation von Amerikanern war; die beiden tauchen aus der großen Krise auf und machen ihr Glück. Jiggs prunkt mit weißen Gamaschen, auffallenden Westen und raucht teure Havannazigarren. Sie trägt geschmacklose Kleidung und gigantische Hüte. Sie hat eine »Mamie«, die ihre Wohnung in dem noblen Wohnviertel in Ordnung hält, aber seltsamerweise hat der Reichtum sie in eine unbezähmbare Widerspenstige verwandelt, die immer bereit ist, den Zylinder auf Jiggs Kopf zu zerdrücken oder ihm eine geschmacklose Vase entgegenzuschleudern.

McManus schont seinen Jiggs nicht und gibt ihm eine Tochter, ebenfalls rothaarig, ebenso bezaubernd wie die Mutter unangenehm, aber mit einem noch schlimmeren Charakter. »Hör auf, so mit mir zu reden, Papa«, antwortet sie ihm brüsk, denn Baxter ist gekränkt. Baxter ist der Hund. »Hör mir zu«, beklagt sich der Vater, »du achtest mehr auf dieses Tier als auf mich«, aber es ist ein aussichtsloser Kampf. Die Tochter wird heiraten und so häßlich wie Maggie werden, wird ihrerseits die Fahne des amerikanischen Matriarchats von Generation zu Generation weitertragen und ihren Ehemann unglücklich machen.

Gleichfalls rote Haare hat die Heldin eines anderen berühmten McManus-Paares: Die Newlywed, mit einem Kind geschlagen, das gerade mal dem Säuglingsalter entwachsen und noch unfähig zu sprechen, aber raffiniert sadistisch ist, Napoleon. Bei einer Mutter mit solchen Haaren, so scheint McManus zu suggerieren, was konnte dabei schon anderes herauskommen? Eine andere Heldin der ersten Stunde ist *Little Orphan Annie*, ein Waisenmädchen mit Kugelaugen ohne Pupillen und einem großen Kopf mit roten Haaren. Sie erlebt ein Abenteuer nach dem anderen, den Quälereien einer Bande von Bösewichten ausgeliefert, denen es jedoch nie gelingt, sie kleinzukriegen. Die kleine Annie wird am Ende unsympathisch, und man hält zu ihren Verfolgern wie zum Kater Sylvester: Wird er es früher oder später schaffen, den Kanarienvogel zu fressen? Wem wird es gelingen, der diabolischen Annie die Lektion zu erteilen, die sie verdient?

Harvey Kurtzmann und Bill Eder haben im *Playboy* eine köstliche Karikatur darüber gemacht und sie Little Annie Fanny getauft, mit einem prächtigen Paar blauer Augen und blonden Haaren. Jetzt werden ihre Widersacher rote Haare haben.

Im Kinderuniversum taucht die berühmteste Rothaarige in Wirklichkeit nie auf; immer außerhalb der Bildchen wird sie so zu einer Art unerreichbarer, mythischer Gottheit. In den *Peanuts* träumt der depressive Charlie Brown, bedrängt von einer psychiatriebesessenen Lucy, geliebt von der häßlichen Marcie mit Brille und schwarzen glatten Haaren, deren Gefühl er nicht erwidert, davon, »das Mädchen mit den roten Haaren« zwar nicht zu erobern, doch wenigstens den Mut zu haben, sie einmal anzusprechen. Das macht ihm angst, macht ihn beinahe zu einem Nichts: Sie ist das Glück, wahrscheinlich der Sex. Wie soll man es anstellen, sich ihr zu nähern, mit ihr zu sprechen, ohne Gefahr zu laufen, auch die letzte Illusion zu verlieren, die lebenswichtig ist, um in der Vorstadthölle zu überleben, die – grotesk und neurotisch – 1950 von Charles M. Schulz geschaffen wurde?

Charlie Brown kennt nicht einmal den Namen seiner Angebeteten, und eines Tages kommt der Möbelwagen, und Linus verkündet ihm: »Sie bleiben vor dem Haus des Mädchens mit den roten Haaren stehen.« Und er verstummt, »weil mit einemmal mein ganzes Leben vor meinen Augen vorüberzieht.« »Wenn sie weggeht, wirst du sie nie mehr wiedersehen, du mußt etwas tun«, drängt Linus. Er rührt sich nicht, und sie ist drauf und dran abzureisen. »Und ich habe nicht mal mit ihr gesprochen, ich dachte, ich hätte noch viel Zeit ... jetzt geht sie fort, und es ist zu spät.« »Du mußt ihr adieu sagen, Charlie Brown«, beharrt Linus, und Charlie Brown antwortet, in tiefe Depression versunken: »Ich habe ihr noch nicht einmal ›salve‹ gesagt.« Ein Witz von shakespearescher Trockenheit und Dramatik. Waren es die roten Haare, die ihn lähmten?

Die puritanische Moral der dreißiger Jahre, einer Zeit, die die Geburt beinahe aller berühmter Champions des Guten erlebte, verlangt an deren Seite keine beunruhigenden weiblichen Gestalten, sondern solche, die wie Nonnen einer strengen, grenzenlosen Keuschheit verpflichtet sind, in Erwartung einer Hochzeit, die niemals stattfinden wird. Buck Rogers kann blind auf die Treue seiner Verlobten Wilma zählen, die blond und anspruchslos ist wie das Mädchen des »Kollegen« Brick Bradford, welchem die gewohnte Prinzessin mit den Feuerhaaren nicht fehlen wird, die sich vergeblich in ihn verlieben wird: Eine hochgewachsene schlanke Rote mit energischer Kinnlade, die sich ausgerechnet dann fürchterlich aufregt, als sie sich von einem Provinz-Pummelchen lächerlich gemacht sieht.

Brünett ist die in Flash Gordon verliebte Dale Arden, die dessen angedeutete, aber nie vollzogene Flirts mit glänzenden Geschöpfen jedes Planeten mit Geduld erträgt. Sergio Trinchero schreibt in Az Comics, einem unter der Schirmherrschaft des Pädagogischen Instituts der Universität Rom herausgegebenen Aufsatz: »Bei der Gestaltung von Gordons Gefährtin geizte Alex Raymond nicht mit Zartheit, Unternehmungslust, Mut, aber er nahm ihr doch jeden Hauch des Geheimnisvollen und der überreichlichen Dosis matriarchalischer Autorität, die in jedem Fall Qualität und Schwäche der Comic-Heldinnen sind ... eine junge Frau, die es zu schützen gilt, deren zartes Profil an das der Covergirls der versilberten Titelseiten der amerikanischen Zeitschriften erinnert.« Die rothaarige Prinzessin Aura, erotisch, unwiderstehlich, versucht, ihr Flash Gordon wegzunehmen, der ihr mit magerem Respekt vor der Lebensähnlichkeit widersteht, und sie wird am Ende, verärgert, den Fürsten Barin heiraten.

Brünett ist auch Diana Palmer, die am 26. Februar 1936 den Maskenmann trifft. Als ehemalige olympische Wasserspringerin, reich, stark und entschlossen, wird sie uns in der ersten Zeichnung im Badeanzug vorgestellt. Da gibt es einen Schauer von Erotik, aber kaum daß der Maskenmann, in der violetten Strumpfhose eines entfesselten Gay, sie vor den Piraten rettet, wird sie quengelig und lästig. Auch der Maskenmann wird von tollen Frauen begehrt, wie den Schwestern Marshall, der blonden Greta und der rothaarigen Lana, die auf die übelsten weiblichen Tricks zurückgreifen, um ihn zu erobern. Natürlich vergebens. Er geht sogar soweit, die Verführerinnen zu schlagen, um nicht nachzugeben.

Brünett ist Narda, die Prinzessin vom Balkan, die Lee Falks Mandrakes Herz höher schlagen läßt (aber nicht zu sehr). Bei der ersten Begegnung mit dem eleganten Magier im Jahr 1935, der vielleicht in zweideutiger Weise an seinen schwarzen Hausmeister Lothar gebunden ist, versucht sie, ihn zu vergiften und später einem riesigen Kraken zum Mahl vorzuwerfen.

»Sie ist eine sinnliche Schönheit, gewalttätig und leidenschaftlich«, schreibt Sadoul. Wir finden sie nochmals im Jahr 1935 und im November 1936, als sie vor dem Sklavenmarkt von Tigandi gerettet wird. Trotz der Schwierigkeiten, in die sie ihn gebracht hat, kommentiert Mandrake: »Sie ist eine sehr schöne, sehr sympathische Frau.« Wieso das? Weil Lee Falk dabei ist, sie in ein dummes kleines Püppchen zu verwandeln, und im Jahr 1938 tauschen Narda und der schöne Zauberer mit dem David-Niven-Profil den ersten Kuß. Von diesem Augenblick an wird die Gestalt unendlich langweilig. Blond ist dem Drehbuch nach Wilda, die zurückhaltende Verlobte des Agenten X-9, eines weiteren glücklichen Helden, den Raymond erschaffen hat.

Brünett ist auch Lois Lane, in Italien Luisa, die Journalistin, die vergeblich Jagd auf Superman macht, bar jener minimalen weiblichen Intuition und, sagen wir es ruhig, einer Spur von Chronisten-Talent, um zu begreifen, wer sich unter den Hüllen ihres Kollegen Clark Kent verbirgt. Nembo Kid, oder, wenn man will, Superman, bricht Herzen am laufenden Band: Außer Luisa erinnern wir an Loris Lemaris, Lyrica Lloyd, Lyla Lerrol. Alle haben eins gemeinsam: Braune Haare und das doppelte L der Anfangsbuchstaben, wie Lana Lang, die einzige mit roten Haaren und einem zu fürchtenden schwachen Charakter, der sie dazu bringt, die gefährlichste der Rivalinnen, Luisa Lane, mit Kratzattacken und Bissen anzugehen (um der Genauigkeit willen sei daran erinnert, daß Lana mitunter auch mit blonden Haaren in Erscheinung tritt).

Rothaarig ist die Gestalt, die in der Serie Batman einen Gegensatz zu ihr darstellt, die Journalistin Kathy Kane, und rothaarig ist schließlich eine im Jahre 1940 von Dale Messick erschaffene Hauptfigur, die Reporterin Brenda Starr (auch sie hin und wieder blond), unabhängig und unternehmungsfreudig, wie es von ihren Flammen-Haaren unterstrichen wird. Für sie muß alles hinter der Arbeit zurückstehen. Im Beruf sehr viel tüchtiger als Lois Lane, ist sie offensichtlich dazu verurteilt, eine alte Jungfer zu bleiben. Man schlägt die Männer nicht, wenn man sie liebt.

In einem Abenteuer aus dem Jahre 1944 nähert sich der übliche verrückte Wissenschaftler, um ihr den Kopf abzuschneiden: »In Ordnung«, sagt sie, »aber lassen Sie mich zuerst den Artikel beenden.«

Brenda, die für die Tageszeitung *The Flash* arbeitet, wurde 1956 von der rothaarigen Jill St. John auf die Leinwand gebracht, während das Remake Brooke Shields anvertraut wurde, die sich zu diesem Zweck die Haare färben ließ. In den dreißiger und vierziger Jahren triumphieren die Blondinen, die in Gefahr sind, und zwar in den Alben von *Black Book* oder von *Weird Tales* oder in den *Amazing Stories*; sie sind immer bereit, sich in irgendeine Falle zu manövrieren, als Beute von behaarten, lüsternen Grobianen und in der Erwartung, gerettet zu werden, oder aber von starken, vertrauenerweckenden Brünetten (Hitler ist an der Macht, und der Krieg steht vor der Tür), wie Wonder Woman oder Princess Pantha. Blond sind beinahe ausnahmslos die Dschungelheldinnen wie Sheena, Camilla, Zegra, Jane, Tiger Girl, Lorna oder Tygra, lauter Prinzessinnen, Königinnen oder sogar Kaiserinnen des Waldes. Taanda, *princess of the jungle*, ist brünett, ebenso wie Rulah, Jann oder Nyaka, das Dschungelmädchen. Saari, *the jungle goddess*, die Göttin des Dschungels, ist rothaarig, doch nur in der ersten Nummer. Ihre Schöpfer bemerken den Irrtum sofort und beeilen sich, Abhilfe zu schaffen. *Judy of the jungle* hingegen ist und bleibt rothaarig, und man versteht, warum: Sie mißhandelt die Tiere, verletzt jede ökologische Regel, und in einer Episode kommt es dazu, daß sie mit einem gutgeführten Messerstich ein Nashorn tötet, wie alle wissen, eine geschützte Spezies.

Im Jahr 1942 entsteht auch die Figur, die von Sadoul generell als die faszinierendste der Superheldinnen angesehen wird, nämlich Black Cat von Lee Elias. Sie ist ein Hollywood-Star mit flammenden Haaren und widmet sich bei Nacht ihrem Hobby, der Jagd auf Gangster. Während Bat Girl und Wonder Woman mit übermenschlichen Kräften begabt sind, die die Angelegenheit zu einer wenig sportlichen machen, muß sich Black Cat, die vor allem faszinierend gezeichnet ist, einzig auf ihre weiblichen Kräfte und die langen Trainingsstunden in der Sporthalle verlassen. Aber sie bildet eine Ausnahme: In den Comics scheinen die rothaarigen Frauen einzig dazu bestimmt, die sadomasochistischen Träume des männlichen Durchschnittsamerikaners anzuheizen, so in *The Scarlet Witch* (die scharlachrote Hexe) oder *The Black Widow* (Die schwarze Witwe), schmale Hüften und Bizepse runder als Busen, oder *Madame 44*, ein weißgekleidetes Cowgirl mit Pistolen und vergoldeten Gürteln, die den Männern dreist die Stirn bietet. Wiederum eine Ausnahme bildet der tüchtige Lee Elias mit

Firehair (Feuerkopf), auch sie ein Cowgirl, aber auf eine ganz besondere Art und ihrer Zeit voraus, wenn wir uns ihr Geburtsjahr ansehen, nämlich 1942: Sie ist eine Freundin der Indianer und kämpft gegen die weißen Eindringlinge, und das zu einer Zeit, da ganz Amerika nach Pearl Harbor ein Aufwallen von nationalistischen Gefühlen und eine Verherrlichung der Väter des Vaterlandes erlebt (Vernichter der Büffel und Apachen, wie sattsam bekannt). Aber wie im Kino sind die Rothaarigen entweder treulos oder Nervensägen. Alex Raymonds Rip Kirby ist an den unterwürfigen Charme von Miss Honey Dorian gewöhnt, die so süß wie Honig ist und darauf eingestellt, ewige Zeiten auf den Hochzeitstag zu warten, aber ihre Widersacherin ist Pagan Lee, eine Rothaarige mit anmaßendem Charme und einem geradezu ungenierten Gewissen. »Rip, der barmherzige Samariter der verlorenen Frauen«, so verspottet ihn Honey Dorian, weil er Pagan zu erlösen versucht, aber wenn wir an ihrer Stelle wären, wären wir weniger sicher: Vielleicht ist der Rip »hinter den Zeichnungen« gar nicht so stahlhart, wie es sein Schöpfer Raymond möchte, der mit den Rothaarigen eine persönliche Rechnung offen zu haben scheint. Auch Silky Shaw, die Kleine, die Kirby ärgert, indem sie ihm die Brille wegnimmt und in jeder Weise despektierlich behandelt, hat rotblonde Haare. »Sie erinnert mich an Pagan«, murmelt er, und Honey scheint von alldem nichts zu merken.

Die Situation bessert sich nach dem Krieg, bis zum Triumph der sechziger Jahre. Die phantastischen Vier von Stan Lee und Jack Kirby haben eine komplexe und widersprüchliche Beziehung zu den Rothaarigen: Sie bekämpfen sie, aber sie verlieben sich auch in sie. Sub-Mariner erliegt dem Charme Lady Darmas und entreißt sie dem Fürsten Namor, während Devil es mit Natasha zu tun bekommt, der Schwarzen Witwe, die sich von einem Wolkenkratzer zum anderen schwingt, vielleicht mit dem einzigen Ziel, ihr glänzendes scharlachrotes Haar böswillig flattern zu lassen. Sie wird wiederum, aber nur nach Punkten, geschlagen von der tentakeltragenden Madame Medusa, die sich dieser Werkzeuge bedient, um ihre

Gegner einzuwickeln. In der Serie *Titans* von Marv Wolfmans und Dan Jurgens' DC Comics finden wir Starfire mit Feuerhaar und grünen Augen, und Kory, die ihre Haare wie ein Düsentriebwerk benutzt und dabei eine Feuerspur hinter sich herzieht. Marvel Girl oder aber Jean Grey bildet einen Teil der Mannschaft des Professors Xavier, einer Gruppe von Wechselwesen, die mit seltsamen Kräften begabt sind. Jean mit den roten Haaren hat die Fähigkeit, Dinge und Personen mit der Kraft ihres Geistes zu versetzen.

Natürlich entsteht die rothaarige Tiffany Jones in London, zusammen mit den Beatles und Mary Quants Minirock; erschaffen wurde sie von Pat Tourret und Jenny Butterworth, einem der seltenen weiblichen Gespanne unter den Comic-Schöpfern. Immer nach der letzten Mode gekleidet, ist sie unabhängig und unbefangen, aber sonst auch nichts: Man sieht schon, daß sie daran denkt, sich mit der ersten besten Partie, die sich am Horizont bietet, zu verheiraten.

Aber die Rothaarigen dieses Jahrzehnts entstehen in Frankreich. Vergessen wir die blonde Barbarella für Robert Gigis und Claude Moliternis *Scarlett Dream*. Sie besteht tausend Gefahren, riskiert hundertmal, sich zu verlieren, nicht auf der Suche nach starken Gefühlen, sondern nach einer Liebe, die ihrem Niveau entspricht.

Auf den Seiten von *Harakiri* entsteht 1967 Pravda, die Versprengte von Guy Peellaert, Symbol der Jugendrevolte, die schon in der Luft liegt: Außerordentlich ähnlich einer Françoise Hardy, nackt wie die Wahrheit, geschmückt mit einem großen schwarzen Ledergürtel, fährt sie kreuz und quer durch die Metropole, die sie in die Luft jagen wird. Auch sie begegnet dem blauen Prinzen, schön und zart, aber sie bringt ihn gerechterweise um. Ebenfalls Peellaert verdanken wir eine weitere schreckliche Rothaarige der 68er-Generation: Jodelle. Sylvina von Andrevon-Veronik hat emporstehendes Haar wie eine brennende Fackel, und sie ist es, die immer und auf jedwede Art und Weise die Initiative ergreift. Velissa von Le Tendre und Loiseln, eine Fantasy-Heldin, ist ein bißchen Hexe und ein bißchen Kämpferin: Mauseschnäuzchen, klein, und mit stolz erhobenem Näschen streift sie durch ein Tolkien-Universum.

In Italien setzt Crepax Valentina in die Welt, wobei er sich von seiner Ehefrau und Louise Brooks inspirieren läßt: Glatte schwarze Pagenkopfhaare. Wie könnte die passive Valentina jemals rothaarig sein, Objekt aller sadistischen Männerträume? »Sie ist der gutmütige Fetisch der jünglinghaften Erotik des ewigen Jünglings«, bemerkt Natalia Aspesi zu Recht. Doch kaum wird sie vierzig Jahre alt, da erscheint an ihrer Seite die beunruhigende deutsche Studentin Effi Lang, mit jungenhaftem Körper, roten Haaren im Bürstenschnitt nach Jungenart, bisexuell und aktiv: Valentina wird ihr in die Arme fallen.

In Italien gibt es die rothaarige Poppea von Rostand, die am Vorabend der 68er Jahre entstanden und ihre soziopolitischen Abenteuer in einem Rom erlebt, dessen Kehrseiten hochmodern sind, ferner Tacconis und D'Antonios Cassandra, halb Journalistin und halb Spionin.

Im Jahr 1967, einem für die Rothaarigen politischen Jahr, erblicken das Licht der Welt Nudina von Wallace Wood, eine kleine Waldnymphe, und, auf dem Schnulzensektor, Robin Malone, der erste *Tycoon* im Comic-Röckchen.

In den siebziger Jahren entsteht Red Sonya, zuerst als »Anhängsel« von Canbon, dem Barbar, und später, zur Protagonistin befördert: wild und mit offenen Kleidern, die roten Haare zum Pferdeschwanz gebunden, ist sie die Meisterin im Austeilen schrecklicher Hiebe mit einem überschweren Degen, wie ihre Kontrastfigur Rota. Und im darauffolgenden Jahrzehnt treffen wir auf Jennifer De Souza, eine geheimnisvolle Rothaarige, die Harry Chase den Kopf verdreht, der Titelfigur der von Dargaud veröffentlichten Serie; weiterhin die Detektivin Kelly Green, rostrote Haare, die gut zu ihrer bevorzugten grünen Kleidung passen, um dem Namen gerecht zu werden, oder Muriel oder Wolflands Tochter von Riccardo Barreire und France Saudelli, die ein Drittes Reich à la Tinto Brass erfunden haben, oder die spanische Herma mit ihren rotblonden Löwenlocken von José Gonzales und zum Schluß die Heldin der Yuppies, Woggons Valentine.

1986 begeht Frank Miller, beauftragt, einige alte Mythen des amerikanischen Comics aufzufrischen, da dieser die jungen Leute nicht mehr anzieht, beinahe ein Sakrileg: Er zeichnet die Abenteuer des über fünfzigjährigen Batman, gealtert, mutlos und nach dem Tod des treuen Robin in Pension. Doch die Tücken der Stadt, der tentakelhaften Gotham City, rufen ihn wieder auf den Plan, und er wählt sich einen neuen Partner, einen weiteren »Robin«, aber diesmal weiblichen Geschlechts und mit Haaren rot wie Möhren, ausgerechnet Batman, der, genau wie seine Kollegen, die Rothaarigen immer auf der gegnerischen Seite hatte, an der Front des Bösen. In *The Aladdin Effect* von James Shooter, David Michelinie, Greg LaRocque und Vince Collette, der von Marvel Comics veröffentlicht wurde, finden wir ein Terzett großartiger Frauen, von der weißhaarigen Storm über die grünhaarige She Hulk bis hin zu Cat Lady mit einer wunderbar roten Haarpracht, und trotzdem ist sie zusammen mit ihren Gefährtinnen die Verteidigerin des Guten. Heldinnen und Superfrauen des Comics werden, das ist unausweichlich, parodiert: Die von Ron Embleton für *Penthouse* gezeichnete Sweet Chastity mit weinroten Haaren, immer nackt und immer in Gefahr. Vielleicht ist sie niemand anders als das kleine Mädchen mit den roten Haaren, nunmehr erwachsen, das anzusprechen Charlie Brown niemals den Mut hatte. Es bleiben Zweifel, ob das ein frohes Ende ist.

Nachwort

Am Ende dieser Reise ins rote Geheimnis zweifle ich, ob ich jemanden dazu gebracht habe, seine Meinung zu ändern. Die Rothaarigen werden weiterhin von vielen Frauen und Männern mit Argwohn und zahlreichen Antipathien betrachtet und nur von einer männlichen Minderheit angebetet werden.

Man wird die üblichen Vorurteile wiederholen, und zwar mehr oder weniger unbewußt, man wird sie auf Distanz halten, indem man sie in eine Art zwielichtiges und verführerisches Ghetto verbannt, ohne Auswege mit Haß und Zurückweisung oder Liebe und Hingabe. Angezeigt als Hexen, verurteilt als untreue, herzlose Verführerinnen, getadelt als vampirhafte Geliebte, auch von denen, die Opfer ihres zweideutigen unwiderstehlichen Charmes sind. Eine Art unbewußter Rache, weil sie sich nicht den Grund für ihre tiefe innerste Verwirrung erklären können.

Ohne sich darüber im klaren zu sein, werden die Maler die Haare ihrer Salomes und ihrer Evas scharlachrot malen, Krimiautoren werden ihre treulosen Heldinnen mit rotblonden Locken versehen, Chronisten des Verbrechens werden schon in den ersten Zeilen enthüllen, daß das Opfer einer Gewalttat rote Haare hatte, fast ein mildernder Umstand für den Schuldigen.

Auf der Leinwand werden die unangenehmsten Rollen den Rothaarigen vorbehalten bleiben, von der herzlosen Verführerin bis zu den kleinen höllischen Mädchen, und auf den Titelseiten der Illustrierten wird man immer auf sie zurückgreifen, um die Übel zu symbolisieren, die die Welt heimsuchen.

Trotz dieser rassistischen Verfolgung, die Jahrhundert um Jahrhundert andauert, werden andere weiterhin um ihretwillen in Verzückung geraten, weil sie auf unerklärliche Weise von ihren Feuerhaaren angezogen werden. Vielleicht dienen diese Seiten auch gar nicht wirklich dazu, zu begreifen, »warum« man die Rothaarigen liebt oder haßt. Man hat Indizien dafür gefunden, man ist verschlungenen Pfaden gefolgt, die wiederum nur zu neuen drängenden Fragen geführt haben. Das Geheimnis wurde nicht enthüllt, und mitunter hatte man sogar Zweifel, ob überhaupt irgendein Geheimnis besteht.

Nun gut, vielleicht werden diese Seiten dazu dienen, sich darüber klarzuwerden, daß Leidenschaft oder Ablehnung, Anziehung oder Zurückweisung nicht zufällig oder individuell sind, sondern ihre Wurzeln in etwas gründen, das nicht allzu klar ist, das über die Geschmäcker oder die persönlichen Launen hinausgeht. Im Haß und in der Liebe sind wir nicht allein. Und ich fürchte in letzter, tiefster Konsequenz, daß das Buch den rothaarigen Frauen gar nicht von Nutzen ist. Sie, die Rothaarigen, wußten schon alles, und zwar seit ewigen Zeiten.

Rothaarige auf einen Blick

ANGELA ist die Schönheit aus *Asphalt-Dschungel*, dem Roman von William Riley Burnett, aber im Film wurde ihre Rolle mit der platinblonden Marilyn Monroe besetzt.

LITTLE ORPHAN ANNIE ist ein Waisenmädchen, das Abenteuer um Abenteuer mit treulosen Männern erlebt, dem es aber immer gelingt zu fliehen, und sei es erst im letzten Augenblick.

GERDA ARNOLDSEN faszinierte Thomas Buddenbrook in Thomas Manns Roman wegen ihres pianistischen Talents und ihrer roten Haare.

AUGUSTA ist die abenteuerliebende Heldin in Graham Greenes *Die Reise mit der Tante*, die den ruhigen Neffen auf eine gefährliche Reise voller Überraschungen mitnimmt.

AURA ist eine Prinzessin von unwiderstehlichem erotischem Reiz, aber nicht für Flash Gordon, denn sie heiratet den Fürsten Barin.

JANE AVRIL, die Sängerin mit dem Spitznamen »L'Explosive«, wurde von Toulouse-Lautrec porträtiert und gehörte zu den Symbolfiguren der Belle Époque.

LUCILLE BACALL gehört zu den komischen Rothaarigen, sie gerät von einer ausweglosen Situation in die andere und macht die Männer nicht mit ihrem Liebreiz verrückt, sondern mit ihren Katastrophen.

SARAH BERNHARDT beherrschte über sechzig Jahre lang dieTheaterszene und gilt als Begründerin des Star-Systems. Sie spielte gerne Hosenrollen und hielt in ihrem Salon eine Boa.

BLACK CAT ist ein Hollywoodstar, und sie macht nachts Jagd auf Gangster genau wie Batman.

AGNES BROWNE wurde gemeinsam mit ihrer Tochter in Northampton als Hexe verbrannt, »ohne daß sie sich beugten und zu Gott beteten«.

LUCREZIA BORGIA war blond, färbte sich jedoch die Haare rot, um entsprechend damaliger römischer Mode attraktiver zu wirken.

MARION GRANT wurde 1596 in Aberdeen als Hexe verbrannt.

CAROLINE HOLSTEIN, geboren 1815, gehörte zu den Damen, die Ludwig I. in seiner Münchner Schönheitsgalerie präsentierte. Sie war eine uneheliche Tochter von Karl, dem Bruder des Königs, verließ ihren Mann, brannte mit einem Kürassier durch und löste im München der damaligen Zeit einen Riesenskandal aus.

CATHÉRINE, fünfzehnjährige Heldin in Émile Zolas Roman *Germinal*, kämpfte beim Bergarbeiterstreik in der ersten Reihe gegen die Soldaten.

CHARMIAN, wegen ihrer politischen Ideen und ihrer Haarfarbe Rote Charlie genannt, überlebte bei John le Carré in der chaotischen Welt der Spione im Mittleren Osten.

GRÄFIN CASTIGLIONE, von Cavour an den Hof Napoleons III. geschickt, um ihn zu verführen und das politische Schicksal Italiens zu beeinflussen, war rothaarig, färbte sich aber die Haare dunkel, da sie sonst sofort als Spionin entlarvt worden wäre.

COLETTE, elektrisierende und schimärenhafte Frau, Autorin des Romans *Claudine*, der das Publikum schockierte, bewegte sich, wie ein Kritiker schrieb »geschmeidig wie eine rote Katze«.

FANNY CORNFORTH, ein Mädchen vom Lande, begegnete dem Maler Dante Gabriel Rossetti in London auf der Straße und posierte für ihn als Lady Lilith.

JOAN CRAWFORD ist die mahagonirote Frau mit den bösen Augen, die untreue Männermörderin, und ihre Adoptivtochter schreibt in ihren Memoiren, daß die »Stiefmutter rote Haare hatte«, um ihr eine boshafte Note zu geben.

SCARLETT DREAM, französische Comic-Heldin der sechziger Jahre, erfunden von Robert Gigi und Claude Molinterni.

FAYE DUNAWAY, manchmal blond, manchmal rot, ist in bösen Rollen wie der Mylady in *Die drei Musketiere* oder in *Laura* immer rothaarig.

ELEONORE VON AQUITANIEN heiratete mit fünfzehn Ludwig VII. von Frankreich. Ihr Hof wurde zum Treffpunkt der Troubadoure, die ihre leibliche und seelische Schönheit besangen. Sie ließ die Ehe vom Papst annullieren und heiratete Heinrich Plantagenet, der denVerrat der temperamentvollen und klugen Eleonora fürchtete und sie sechzehn Jahre gefangenhielt, da er sie zu sehr liebte, um sie zu töten. Sie ist die Mutter von Richard Löwenherz.

ELISABETH I. VON ENGLAND wurde »jungfräuliche Königin genannt und ging in die Geschichte als Herrscherin mit steinernem Herzen ein, die die Männer, die sie liebte, der Staatsräson opferte und enthaupten ließ. Ihre Herrschaft jedoch war weise und umsichtig.

SARAH FERGUSON, die den englischen Hof auf den Kopf stellte, gilt als schlimmer als die blonde Diana. Die Exfrau von Prinz Andrew hat die Briten schockiert und in ihrem Vorurteil gegen die Rothaarigen bestärkt.

FIREHAIR ist ein Cowgirl, das auf seiten der Indianer gegen die weißen Invasoren kämpft.

FRANCESCA ist die Protagonistin in Alfred Anderschs Roman *Die Rote*, die ohne Gepäck nach Venedig reist. Ausländerinnen seien verrückt, so heißt es, und die Rothaarigen hätten mehr Pfeffer als die anderen.

GILBERTE: Marcel Proust mochte keine Frauen, aber er machte eine Ausnahme für »das rothaarige Mädchen mit der goldenen Haut« und verliebte sich in die Farbe ihrer Haare in dem Roman *Im Schatten junger Mädchenblüte*.

MAUREEN O'HARA ist die explosive irische Rothaarige, die die Indianer im Westen und auch aufschneiderische Cowboys zähmen kann, auch wenn diese das Kaliber von John Wayne haben.

RITA HAYWORTH ist die berühmteste unechte Rothaarige. Eigentlich hieß sie Rita Cansino und stammte aus Mexico. Ihre Haare waren schwarz, aber die Regisseure wollten sie in einen Vamp verwandeln und zwangen sie, ihre Haare zu färben, was beweist, daß im Kino nichts echter ist als das Falsche.

KATHARINE HEPBURN war Hollywoods Rothaarige par excellence: entfesselt und unwiderstehlich, katzenhaft und kapriziös und klüger als die Männer, von denen sie sich zum Schein beherrschen ließ. In der High-Society von Philadelphia oder an Bord der *African Queen* ließ sie es sich wohl ergehen.

LADY JANE ELLENBOROUGH kam 1809 in London zur Welt, mit 15 heiratete sie den Grafen Edward Law, der 56 Jahre älter war, gebar ihm einen Sohn, ließ sich scheiden, folgte Fürst Felix Schwarzenberg nach München, verließ ihn, heiratete den griechischen Grafen Thetoki, und von ihm trennte sie sich zugunsten des syrischen Scheichs Abdul. Sie starb 1881 in Damaskus. Auch sie hängt in der Schönheitsgalerie Ludwigs I.

MARGARET JOHNSON, die Hexe von Lancashire, wurde 1633 verbrannt.

TIFFANY JONES, eine englische Comic-Heldin der Beatles-Zeit, immer nach neuester Mode gekleidet und unabhängig, erfunden von Pat Tourret und Jenny Butterworth.

DAGNY JUELL ist eine Schlüsselfigur im Leben Edward Munchs und August Strindbergs. Beide rivalisierten in Berlin um sie, sie heiratete jedoch den polnischen Dichter Stanislaw Przybyszewski. Sie stand für die Bilder *Eifersucht* und *Rote Haare* Modell.

DEBORAH KERR, eine zugleich zarte und kräftige Rothaarige, erlebte ihren ersten großen Erfolg mit *Die Bergwerke König Salomos*: eine scheinbar zerbrechliche Frau, die sich am Ende gegen den weißen Jäger und die wilden Tiere des Schwarzen Kontinents behauptet.

ALICE KYTELER war die reichste Frau im irischen Kilkenny, als sie 1324 der Bischof Richard von Lecrede bezichtigte, Beziehungen zum Teufel zu haben, der dazu die Gestalt einer Katze angenommen habe. Es gelang ihr, dem Scheiterhaufen zu entgehen, aber an ihrer Stelle verbrannte man ihre Dienerin.

SHIRLEY MACLAINE hatte in ihren Filmen alle möglichen Haarfarben, aber das Straßenmädchen in *Irma La Douce* konnte nur rothaarig sein.

LANA LANG ist die einzige Rothaarige, die vergeblich versucht, Nembo Kird oder Superman zu erobern, der aber leider die ruhigeren Brünetten vorzieht.

TULLA LARSEN wählte Munch für das Bild *Die Sünde* als Modell aus. Die stürmische Affäre zwischen den beiden endete mit einem Pistolenschuß, der den Maler an der linken Hand verletzte.

LILITH war nach rabbinischer Tradition die erste Ehefrau Adams vor Eva, und sie war keine Frau, sondern ein Dämon, ein Vampir.

MAGGIE ist ein Mannweib, erfunden von McManus, die ihren armen Ehemann Jiggs terrorisiert. Obwohl sie in einer Ziegelfabrik arbeitet, wird sie Millionärin.

ALMA MAHLER gefielen die Männer, die »in den Locken des Göttlichen spielten«, hieß es von ihr, und sie sammelte Genies von Klimt, der ihr den ersten Kuß gab, über Gustav Mahler und Kokoschka, der vor Liebe zu ihr fast wahnsinnig wurde, bis zu Gropius und Werfel.

MARIA VON SCHOTTLAND geriet in Auseinandersetzungen mit Elisabeth von England, und der Streit zwischen den beiden Rothaarigen endete mit ihrer Enthauptung, weil sie sich nicht demütigte und um Gnade bat.

MILVA, »rote Milva« genannt oder »la flamboyante rousse«, hat in Wirklichkeit rabenschwarzes Haar und hieß zu Beginn ihrer Karriere »schwarze Pantherin« und sang folkloristische Lieder über den Fluß Po. Als dann Giorgio Strehler sie entdeckte und sie begann, Lieder von Kurt Weill zu singen, »mußte« sie sich in eine Rothaarige verwandeln, was offenbar besser zu der Musik paßte, mit der Brecht vertont wurde.

PRAVDA, ein Symbol der Jugendrevolte, wurde 1967 in Paris erfunden. Sie begegnet dem Prinzen Azzurro, bringt ihn jedoch um, weil er ihr zu langweilig ist.

CHARLOTTE RAMPLING, Opfer des Nachtportiers, aber zugleich seine Komplizin, war in Italien wegen ihrer zweideutigen Faszination verboten.

JANET RENDALL, die Hexe von Orcadi, wurde 1673 hingerichtet.

ROTA ist auch eine Prinzessin aus dem Comic, die trotz ihrer Faszination den Helden nicht zu verführen vermag, er heißt in diesem Fall Brick Bradford.

LOU SALOMÉ halten viele für blond, aber ihre Haare hatten einen Schimmer von Kupfer. Eine eher unauffällige Rothaarige, die Nietzsche reizte, Rilke und Wedekind verzauberte und Freud in Verlegenheit brachte. Nach der Ehe mit dem Göttinger Professor Andreas wurde sie von den Göttinger Professorenfrauen *Hexe vom Hainberg* genannt.

SUSAN SARANDON besiegt in *Die Hexen von Eastwick* den Teufel Jack Nicholson und erklärt in *Thelma und Louise* den Männern den Krieg.

EDITH SCHIELE, die Frau des Malers, inspirierte ihren Mann zu den sinnlichsten und erotischsten Bildern – eine Herausforderung für die Wiener Moral der damaligen Zeit.

MISIA SERT, Nichte eines reichen russischen Fürsten, beherrschte eine Generation lang die Welt der Intellektuellen und Künstler in Paris. Die großen Maler porträtierten sie, und sie war die Muse vieler Schriftsteller.

ANN SHERIDAN war in den vierziger Jahren Hollywoods Rothaarige par excellence, aber sie weigerte sich, an der Seite Olivia de Havillands zu spielen. Die Rolle erhielt schließlich eine »gewisse« Rita Hayworth, damals noch unbekannt und schwarzhaarig.

ELIZABETH SIDDAL, an Schwindsucht erkrankt, wurde von John Everett Millais »umgebracht«, der sie in einer Wanne mit eiskaltem Wasser liegen ließ, um sie als Ophelia zu malen.

SISSY SPACEK ist eine knabenhafte Rothaarige, eine scheinbar naive und zurückhaltende Jugendliche, die ideale Darstellerin für beunruhigende Heldinnen in magischen Horrorgeschichten à la Stephen King.

BRENDA STARR, eine 1940 von Dale Messick erfundene unternehmungsfreudige Reporterin, zieht Arbeit den Männern vor. Im Film wurde sie von Jill St. John und Brooke Shields verkörpert, deren Haar zu diesem Zweck gefärbt wurde.

MERYL STREEP, die manchmal auch blond ist, ist die geheimnisvolle Frau des französischen Leutnants mit roten Haaren, die sich im Wind wellen.

FREDERICA CATHARINA SULZER, geb. 1829, war Schauspielerin am Hoftheater Ludwigs I. Sie eroberte den König und machte ihm das Herz schwer. Als sie starb, war sie noch keine achtzehn.

SWEET CHASTITY mit dem weinroten Haar ist die Heldin des Magazins »Penthouse«.

VELDA ist die Frau, die es wagte, dem Macho Mike Hammer die Stirn zu bieten, dem brutalen Helden der Romane von Mickey Spillane.

LOUISE WEBER, genannt »La Goulue«, war die berühmteste und feurigste Cancantänzerin im Moulin Rouge. Toulouse-Lautrec hat sie verewigt.

REBECCA WESTE und ROSE HALLYBRED, die Hexen von North Berwick, »starben uneinsichtig und ohne jede Reue«, wie die Chronik schreibt.

ALEXA WILDING war Modell für »Monna Vanna«, das berühmteste Bild der Präraffaeliten, in Federn und Pelz gehüllt wie ein großer Raubvogel.

LIEBE YENTL, schönes und seltsames Mädchen, beinahe eine Hexe in der Erzählung *Der tote Violinspieler* von Isaac B. Singer. Man behauptete, sie treibe Magie, und die anderen Frauen haßten sie.

Und Ihre Rothaarigen

....

....

....

....